山东省职业教育规划教材
供中等职业教育医药卫生类各专业使用

遗传与优生

主　编　于全勇　邢国洁
副主编　安立冰　王建春　王　芳
编　者　（按姓氏汉语拼音排序）
安立冰（泰山护理职业学院）
郝玉红（山东省莱阳卫生学校）
刘　双（山东省菏泽卫生学校）
孙宁宁（威海市卫生学校）
王　芳（山东省青岛卫生学校）
王建春（威海市卫生学校）
邢国洁（山东省烟台护士学校）
于全勇（山东省莱阳卫生学校）
元俊鹏（山东省莱阳卫生学校）
张慧丽（山东省菏泽卫生学校）

科学出版社
北　京

内 容 简 介

本书是山东省职业教育规划教材之一。内容包括认识遗传与优生、遗传的分子基础、遗传的细胞基础、遗传的基本规律、人类遗传性疾病、遗传病的诊断与防治、影响优生的非遗传因素及优生措施。编写遵循以学生为主体的原则，突出实用性，力求把复杂的问题形象化、简单化。图文并茂的方式使学习内容更直观、易学、好懂。编者结合书中的具体内容和学生的实际能力设计了"案例""知识链接""考点"等内容，使学习过程更加生动、活泼。每章前设引言，章后有小结和自测题，方便学生预习、复习和巩固。

本书可供中等职业教育医药卫生类各专业使用。

图书在版编目(CIP)数据

遗传与优生 / 于全勇，邢国洁主编. —北京：科学出版社，2019.2
山东省职业教育规划教材
ISBN 978-7-03-059503-4

Ⅰ. 遗… Ⅱ. ①于… ②邢… Ⅲ. 医学遗传学-中等专业学校-教材Ⅳ. ①R394 ②R169.1

中国版本图书馆 CIP 数据核字（2018）第 260803 号

责任编辑：丁海燕 / 责任校对：王 瑞
责任印制：赵 博 / 封面设计：图阅盛世

科学出版社出版
北京东黄城根北街 16 号
邮政编码：100717
http://www.sciencep.com
天津市新科印刷有限公司印刷
科学出版社发行 各地新华书店经销
*
2019 年 2 月第 一 版 开本：787×1092 1/16
2025 年 1 月第三次印刷 印张：9
字数：200 000

定价：29.80 元

（如有印装质量问题，我社负责调换）

山东省职业教育规划教材质量审定委员会

主任委员（按姓氏汉语拼音排序）

冯开梅　郭向军　胡华强　杨光军　赵全红

副主任委员（按姓氏汉语拼音排序）

董会龙　付双美　贾银花　姜瑞涛　李　强　林敬华

刘忠立　司　毅　王长智　张立关　张志香　赵　波

赵　清　郑培月

秘书长

徐　红　邱　波

委员（按姓氏汉语拼音排序）

包春蕾　毕劭莹　曹　琳　陈晓霞　程　伟　程贵芹

董　文　窦家勇　杜　清　高　巍　郭传娟　郭静芹

黄向群　贾　勇　姜　斌　姜丽英　郎晓辉　李　辉

李晓晖　刘　洪　刘福青　刘海霞　刘学文　鹿　梅

罗慧芳　马利文　孟丽娟　糜　涛　牟　敏　庞红梅

齐　燕　秦　雯　曲永松　石　忠　石少婷　田仁礼

万桃先　王　鹏　王凤姣　王开贞　王丽萍　王为民

王艳丽　魏　红　吴树罡　项　岚　邢鸿雁　邢世波

宣永华　英玉生　于全勇　张敏平　张乳霞　张文利

张晓寒　赵　蓉

Preface 前言

为贯彻落实《山东省中长期教育改革和发展规划纲要（2011—2020年）》《山东省人民政府关于加快建设适应经济社会发展的现代职业教育体系的意见》（鲁政发〔2012〕49号），进一步推动中高职衔接和教学改革，整体提升办学水平和教育质量，山东省教育厅在组织开发中等职业教育和五年制高等职业教育专业教学指导方案的基础上，启动了本轮数字化教材的开发和编写工作。

本课程的主要任务是：使学生掌握护理、助产工作所必需的遗传与优生基本理论、基本知识，能运用遗传的基本规律分析人类遗传性疾病的传递规律，初步具备运用相关知识进行优生咨询和指导的能力。

本书内容包括认识遗传与优生、遗传的分子基础、遗传的细胞基础、遗传的基本规律、人类遗传性疾病、遗传病的诊断与防治、影响优生的非遗传因素及优生措施。编写遵循以学生为主体的原则，突出实用性，加强直观性。编者结合教材的具体内容和学生的实际能力设计了“案例”“知识链接”“考点”等内容，使学习过程更加生动有趣。每章前设引言，章后有小结和自测题，方便学生预习和复习。

本书在编排结构上弱化学科体系，探索构建符合中职学生职业成长规律和职业教育规律、体现任务导向的课程结构；充分利用数字化学习资源，调动学生的学习兴趣，达到辅助课堂教学的目的。

本书供中等职业教育医学卫生类各专业使用。

本书编写中得到了各位编者所在单位的大力支持，在此一并表示感谢。由于编者水平有限，教材若有不足之处，敬请广大师生和读者提出宝贵意见，以便修订时改进。

于全勇　邢国洁

2018年7月

Contents 目录

认识遗传与优生

引　言

生育一个健康、聪慧的宝宝是父母最大的期盼，这关系到家庭的幸福安康、民族的繁衍昌盛，那么如何实现呢？这就涉及了遗传与优生。

遗传与变异现象普遍存在。俗语中的“龙生龙，凤生凤，老鼠生来会打洞”“虎父无犬子”“有其父必有其子”就是遗传现象的写照，这种子代与亲代相似的现象称为遗传。而俗话中的“一母生九子，连母十个样”揭示的是变异现象，这种子代与亲代之间及子代个体之间的差异称为变异。那么遗传与变异有何规律可循？又受到哪些因素的影响？怎样才能生育一个健康活泼、聪明伶俐、漂亮的孩子？学生通过对本课程的学习，将会找到答案。

第1节　医学遗传学概述

一、医学遗传学的概念

医学遗传学(medical genetics)是一门医学与遗传学相互渗透形成的综合性学科，是遗传学知识在医学领域中的应用，主要研究人类遗传病的发病机制、传递规律、再发风险、诊断、治疗和预防等，从而降低遗传病在人群中的危害，提高人类的健康水平。

考点：医学遗传学的概念

二、医学遗传学的研究范围

随着医学科学和生命科学的发展，医学遗传学的研究范围逐渐拓展，已形成了一门由多个分支学科构成的综合性学科。

1. 临床遗传学　是研究临床各种遗传病的诊断、产前诊断、遗传咨询、预防及治疗的学科，是医学遗传学的核心内容之一。

2. 细胞遗传学　是在细胞水平上研究人类染色体的正常形态结构、染色体数目异常与染色体病关系的学科。

3. 生化遗传学　是用生物化学的原理和方法研究基因的表达，基因突变所致蛋白质(酶)的合成异常与疾病的关系，从而阐明分子病与遗传代谢病的发生机制。

4. 分子遗传学　是一门在分子水平上研究生物遗传和变异规律的学科。它是生化遗传学的新发展，为遗传病的基因诊断、基因治疗等提供了新的策略和手段。

5. 群体遗传学　是研究群体中遗传变化规律的学科。医学群体遗传学则研究人群中遗传病的种类、发病率、遗传方式、基因频率、携带者频率及其变化规律，从而控制遗传病在人群中的流行。

6. 肿瘤遗传学　是一门研究遗传因素在恶性肿瘤的发生、发展、易感、防治和预后中的作用的分支学科。

除以上所述外，医学遗传学的分科还有优生学、行为遗传学、药物遗传学、遗传毒理学、免疫遗传学和辐射遗传学等。

三、医学遗传学的研究方法

1. 群体筛查法　是对某一人群进行某种遗传病或性状的高效、简便、准确的普查方法。这种筛查需在一般人群和特定人群(如患者亲属)中进行，通过患者亲属发病率与一般人群发病率相比较，从而确定该病是否与遗传有关。

如果此病与遗传有关，则患者亲属发病率应高于一般人群发病率，并且发病率还应表现为一级亲属＞二级亲属＞三级亲属＞一般人群。由于同一家族成员往往有相同或相似的生活环境，所以在确定某种疾病的亲属发病率是否较高时，应排除环境因素影响的可能性，应与非血亲的发病率进行比较，这样才可得出初步结论。

2. 系谱分析法　是研究遗传病最常用的一种方法。通过系谱分析，往往可以确定某病是单基因病，还是多基因病；如果是单基因病，可以确定具体的遗传方式。另外，系谱分析还可以用于遗传咨询中发病风险的估计、遗传病的诊断和产前诊断。

3. 双生子法　双生子是指一次娩出两个胎儿，俗称双胞胎。双生子分两种：一种称为单卵双生，是受精卵在第一次卵裂时形成的两个子细胞各发育成一个胚胎，其性别相同，外貌特征不易区分，遗传特性和表型特征也基本相同；另一种称为双卵双生，是由两个卵子分别与两个精子受精而发育成两个胚胎，其性别不一定相同，外貌特征易区分，遗传特征及表型仅有某些相似。通过比较单卵双生和双卵双生某种疾病发病的一致性差异，来分析遗传因素和环境因素在疾病发生中各自作用的程度，可以估计该病是否有遗传基础。

除上述研究方法外，还有伴随性状研究、种族差异比较、疾病组分分析、动物模型等研究方法。

第2节　优生学概述

一、优生学的概念

所谓优生，是指生育健康且在智力上、体质上都优秀的后代。优生学(eugenics)是运用遗传学的原理和方法，或通过改善个体发育环境，以提高人类素质的一门学科。优生学是一门综合性学科，遗传学的发展为优生学的发展奠定了科学基础。

考点: 优生学的概念

二、优生学的发展简史

(一)前科学阶段(从人类诞生的远古到19世纪下半叶)

这一时期优生学尚未提出，但是却有优生实践。例如，在生产力水平极为低下的原始社会，许多部落将生下来就有严重畸形或残疾的婴儿处死或遗弃，起到了限制疾病基因扩散和遗传病蔓延的作用，以保证部落的繁盛，这就是一种不自觉的优生意识。我国春秋战国时代的典籍中有“男女同姓，其生不蕃”的说法，说明古人已经认识到近亲结婚对后代的不良影响。在古希腊城邦斯巴达，为了保证士兵的战斗力，把有先天残疾的婴儿及身体衰弱者处死。这些残酷的措施都是古代的优生实践和优生思想，对近代优生学的形成有一定的积极作用。

(二)半科学阶段(从19世纪下半叶到20世纪上半叶)

优生学在达尔文学说的启发下创立起来。1859年达尔文提出“物竞天择，适者生存”的进化论学说后，其表弟高尔顿(F. Galton)(图1-1)深受启发，他结合人类学、遗传学、统计学等多个学科的知识，于1883年在《对人类才能及其发展的调查研究》中正式提出“优生学”一词，并将其定义为“研究在社会控制下，改善或削弱后代体力或智力方面的某些种族素质的各种动因的科学。”这标志着优生学作为一门独立学科宣告诞生。

1900年，伦敦大学成立了第一个优生学研究所。随后几十年中，美国有数十所大学开设优生学课程，使优生学很快进入繁荣发展的时期。

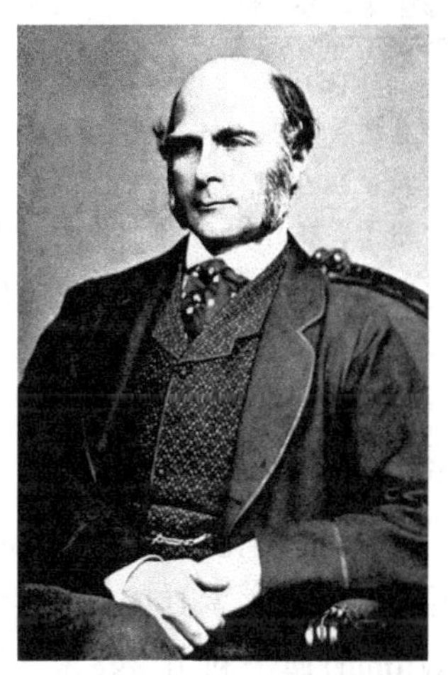
图1-1 高尔顿

但是，第二次世界大战中，德国法西斯分子严重歪曲优生学，以清除低劣种族的名义，犯下人类历史上骇人听闻的残酷杀戮暴行，使优生学蒙受了奇耻大辱。此时的人们谈优生学而色变，优生学至此停滞不前。

(三)科学阶段(20世纪50年代至今)

第二次世界大战后，全世界掀起了对种族主义伪科学的批判，人们认清了伪科学的种种谬论，使优生学从人种差别、阶级差别的意识形态及压抑个人自由的强权政治中解放出来。20世纪50年代前后，遗传学出现一系列重大进展，到20世纪70年代，人们把遗传咨询、产前诊断和选择性人工流产三者合一称为“新优生学”，这标志着优生学在技术上有了全新的发展。

潘光旦先生是中国近代著名的优生学家，他于1928年将西方优生学研究的理论和方法引入中国，推动了我国早期的优生运动。十一届三中全会以后，我国的优生工作开始走上正轨，控制人口数量、提高人口素质成为计划生育国策的两个重要组成部分。1979年夏，中国科学院学部委员吴旻教授做了“关于优生学”的专题报告，受到党和政府的高度重视，优生学被纳入国家科技发展长远规划。我国现阶段正在大力实施“优生促进工程”。

三、现代优生学的研究范围

随着医学遗传学技术的不断进步，现代优生学的范围正在不断扩大，根据优生学研究的目标不同分为正优生学和负优生学。

(一)正优生学

正优生学(positive eugenics)又称演进性优生学，主要研究如何增加群体中有利基因的频率，使后代中出现更多在体质上和智力上优秀的个体，促进优秀个体的繁衍，所以是积极优生学。正优生学的措施有以下几种。

1. 提倡优选生育　即鼓励在体质和智力上优秀的个体多生育后代。某些国家已在优生法中加以规定。

2. 人工授精　指将男方的精液用人工方法注入女方生殖道内以达到受精的目的。人工授精是解决不育难题的技术。

3. 体外受精及胚胎移植　俗称试管婴儿，即应用腹腔镜将已成熟的卵子从腹腔内取出，在体外与精子受精形成受精卵并分裂形成早期胚胎，再将胚胎移植到女方子宫内着床，发育成胎儿，分娩。此技术主要用于解决女性输卵管闭塞不孕的问题。

知识链接　**第一个试管婴儿**

1978年7月25日深夜，人类历史上第一个试管婴儿——路易斯·布朗出生了。小布朗的母亲布朗夫人因为输卵管阻塞，结婚9年未能自然受孕。妇科专家罗伯特·爱德华兹(Robert Edwards)和生殖生理专家帕特里克·斯特普托(Patrick Steptoe)为解决这个难题，从布朗夫人的卵巢中取出卵子，在体外受精，等受精卵发育到囊胚期时，将囊胚移入布朗夫人的子宫内，胚胎在子宫内经过9个月的发育，诞生了小布朗。因为孕育关键的受精步骤是在试管中进行的，故称试管婴儿。试管婴儿的成功，不仅使不能生育的男女重新获得了生育的机会，更重要的是为优生开辟了新的途径。2010年诺贝尔生理学或医学奖颁给了罗伯特·爱德华兹，以表彰他在体外受精技术领域做出的开创性贡献。

4. 克隆化生殖　是指应用近代生物学原理和方法，把体细胞的细胞核移到去核的卵细胞中，然后使之发育成个体的技术，也称为单亲生殖。1997年，英国科学家伊恩·维尔穆特(Lan Wilmut)博士利用该技术，制造出克隆羊多莉。而人类的克隆化生殖在道德、伦理、宗教、法律等方面涉及许多争议性问题。

5. 基因工程　也称重组遗传物质(DNA)技术，是20世纪70年代兴起的一门新技术，其主要原理是用人工的方法，把生物的遗传物质(DNA)分离出来，在体外进行基因切割、连接、重组、转移和表达的技术。基因的转移已经不再限于同一类物种之间，动物、植物和微生物之间都可进行基因转移，改变宿主遗传特性，创造新品种(系)或新的生物材料。

(二)负优生学

考点：正、负优生学研究范畴

负优生学(negative eugenics)又称预防性优生学，主要研究如何降低人群中有害基因的频率，减少甚至消除有严重遗传病和先天缺陷儿的出生，所以是消极优生学。目前采取的一些优生措施有婚前检查和指导、妊娠早期保护、遗传咨询、产前诊断、围生期保健等。负优生学具有易实施、技术难度不高和费用经济等优点，成为提高人口素质最基本的、最有现实价值的方法。

第3节　遗传与优生的关系

一、医学遗传学的研究成果为优生学提供理论基础

医学遗传学的发展，使人们能够从分子水平上认识越来越多疾病的发病机制。例如对镰形红细胞贫血症的研究，使人们得知DNA分子中一个碱基对发生改变就可给机体带来疾病；对白化病的研究，使人们得知该病是由于患者体内缺乏酪氨酸酶，导致机体不能产生黑色素所致，而酪氨酸酶的缺乏则是由于基因突变所引起的。这些研究成果为优生学提供了理论基础。

二、医学遗传学的研究成果为优生学提供技术支撑

随着医学的进步和诊疗水平的提高，人类的疾病谱已经发生了很大变化，营养性疾病显著减少，曾一度危害人类健康的传染性疾病已基本得到控制。而与此相比，遗传性疾病的病种增长较快，发病率和病死率相对升高，对人类健康的危害日趋严重，医学遗传学的研究成果直接影响到优生学的发展。例如在优生工作中，人们最迫切的愿望是如何才能生育健康活泼、聪明伶俐的孩子，避免出生缺陷的发生。产前诊断技术的发展，尤其是基因诊断技术的创立和应用，使人们的愿望成为可能，从而为优生学的发展提供了可靠的技术支撑。

三、优生学的发展丰富了医学遗传学的内容

优生学发展到今天，正优生学在优生工作中正在发挥着越来越大的作用。目前，在人类辅助生殖技术方面已日趋成熟。此外，现代优生学不仅考虑遗传因素对下一代的影响，而且对环境优生学愈来愈重视，进一步丰富了医学遗传学的内容。

小　结

医学遗传学是医学与遗传学相互渗透形成的一门综合性学科，着重研究人类病理性状的遗传规律及其物质基础，通过研究遗传病的发病机制、传递规律、再发风险、诊断、治疗和预防等，从而降低遗传病在人群中的危害，进而提高人类的健康水平。研究医学遗传学的主要方法有群体筛查法、系谱分析法、双生子法等。优生学是运用遗传学的原理和方法，或通过改善个体发育环境，以提高人类素质的一门学科。无论是正优生学还是负优生学，其最终目的就是通过减少不利的遗传因素，增加有利的遗传因素来提高人口素质。遗传与优生是护理、助产专业不可或缺的医学基础课程之一，作为一名学生必须掌握、熟悉并了解相关内容，才能在未来的职业生涯中，为改善和提高人口素质做出应有的贡献。

自测题

一、名词解释

1. 医学遗传学 2. 优生学
3. 正优生学 4. 负优生学

二、单选题

1. 优生的意义是( )
A. 提高人类健康水平
B. 改善人类的遗传素质
C. 控制人口增长
D. 提高人类生活水平
E. 提高人类寿命
2. 首先提出“优生学”一词的学者是( )
A. 达尔文
B. 孟德尔
C. 高尔顿
D. 摩尔根
E. 潘光旦
3. 下列属于正优生学措施的是( )
A. 遗传咨询
B. 婚前检查
C. 围生期保健
D. 产前诊断
E. 试管婴儿
4. 下列中不能为正优生学提供更先进的技术支持的是( )
A. 遗传工程
B. 人体胚胎移植
C. DNA 重组
D. 产前诊断
E. 人工授精

三、简答题

1. 正优生学和负优生学各有哪些主要措施?
2. 分析说明优生学与遗传学之间的关系。

(邢国洁)

第 2 章 遗传的分子基础

引 言

生物体为什么能够保持子代与亲代相似的现象？经过科学家们的不懈探索，发现其根本原因是细胞内存在遗传物质。那么，这种遗传物质是什么呢？研究遗传物质的结构与功能，将有助于人们从分子水平了解和认识遗传的本质。

第1节 遗传物质的本质

案例 2-1

一位 15 岁女性患者到急诊室就诊，主诉双侧大腿和臀部疼痛 1 天，并且不断加重，服用布洛芬不能解除其疼痛症状。患者否认近期有外伤和剧烈运动史。但她最近感觉疲劳，小便时尿道经常有灼烧感。患者既往有以上症状，有时需要住院治疗。检查发现，患者体温正常，没有急性疼痛。其家族其他成员中没有类似表现。患者睑结膜和口腔稍苍白，双侧大腿外观正常，但有非特异性大腿前部疼痛，其他体征正常。患者血常规示：白细胞计数升高，为 $17×10^9$/L；血红蛋白含量低，为 71g/L。尿常规示：有大量白细胞。

问题： 这是何种疾病？该疾病是如何引起的？

一、DNA 是主要的遗传物质

1952 年赫尔希（A. Hershey）和蔡斯（M. Chase）的噬菌体侵染细菌实验证实：DNA 是遗传物质。DNA 储存的巨量遗传信息，并能进行自我复制，通过细胞分裂传递给子代细胞，并通过基因控制细胞新陈代谢过程，从而控制生物的性状。

二、DNA 的化学组成与分子结构

（一）DNA 的化学组成

DNA 即脱氧核糖核酸，其基本组成单位是脱氧核苷酸，每个脱氧核苷酸由脱氧核糖、磷酸及含氮碱基三部分组成（图 2-1）。含氮碱基分为嘌呤碱和嘧啶碱两大类：嘌呤碱有腺嘌呤（A）和鸟嘌呤（G），嘧啶碱有胞嘧啶（C）和胸腺嘧啶（T）。由此，组成 DNA 的脱氧核苷酸有以下 4 种：腺嘌呤脱

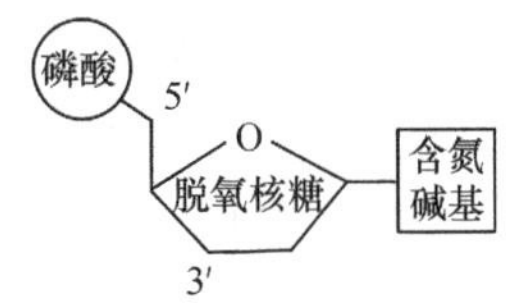

图 2-1 脱氧核苷酸分子示意图

氧核苷酸(dAMP)、鸟嘌呤脱氧核苷酸(dGMP)、胞嘧啶脱氧核苷酸(dCMP)和胸腺嘧啶脱氧核苷酸(dTMP)。

(二)DNA的分子结构

1953年,美国生物学家沃森(J.D.Watson)和英国物理学家克里克(F.Crick)提出的DNA分子双螺旋结构模型(图2-2)已被世界所公认，1962年，沃森和克里克因这一研究成果获得诺贝尔生理学或医学奖。

DNA分子双螺旋结构模型主要内容如下：①DNA分子由两条多脱氧核苷酸链组成，这两条链按反向平行方式盘旋成右手双螺旋结构。②DNA分子中的脱氧核糖和磷酸交替连接，排列在双螺旋结构的外侧，构成基本骨架，碱基排列在内侧。③两条链上的碱基通过氢键形成碱基对。碱基配对有一定规律：A一定与T配对(A═T)，G一定与C配对(G≡C)。碱基之间这种一一对应的关系，称为碱基互补配对原则。

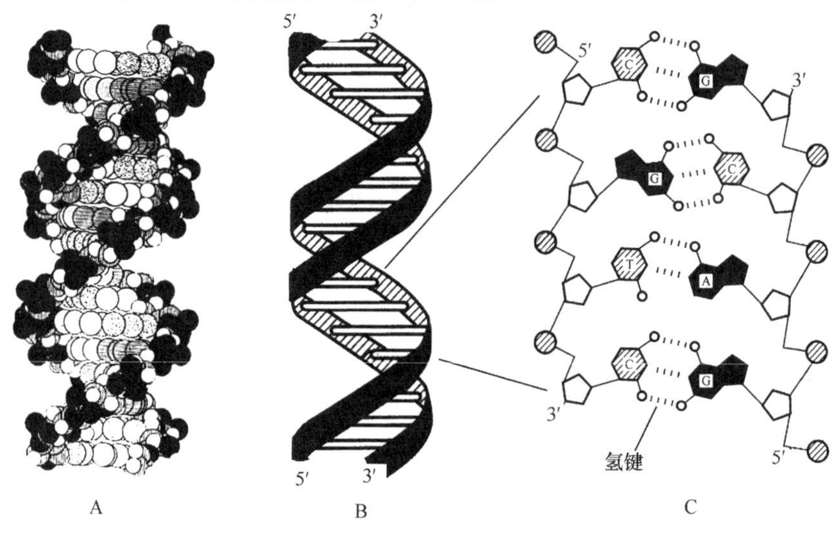

图2-2 DNA分子双螺旋结构模型示意图

A、B. DNA分子双螺旋结构模型；C. DNA分子双链碱基互补配对示意图

考点:DNA的化学组成及分子结构

依据碱基互补配对原则，如果知道一条链中的碱基排列顺序，就可推断出另一条链上的碱基排列顺序。如一条链的碱基排列是5′…AGTCAATGGC…3′,则另一条链的碱基顺序是3′…TCAGTTACCG…5′。

三、DNA的复制

考点: 半保留复制的概念

以亲代DNA的两条链为模板合成子代DNA的过程称为DNA复制。复制时，DNA分子首先利用细胞提供的能量，在解旋酶的作用下，把螺旋的双链解开成为两条平行的单链；然后，在DNA聚合酶的作用下，分别以解开的单链为模板，利用细胞中游离的4种脱氧核苷酸为原料，按照碱基互补配对原则，各自合成与亲链互补的子链；两条子链分别与两条亲链螺旋形成两个子代DNA分子。这两个子代DNA分子将通过细胞分裂分配到两个子细胞中。在新合成的子代DNA分子中，一条链是新合成的，另一条链来自亲代DNA，DNA的这种复制方式也称为半保留复制(semiconservative replication)(图2-3)。

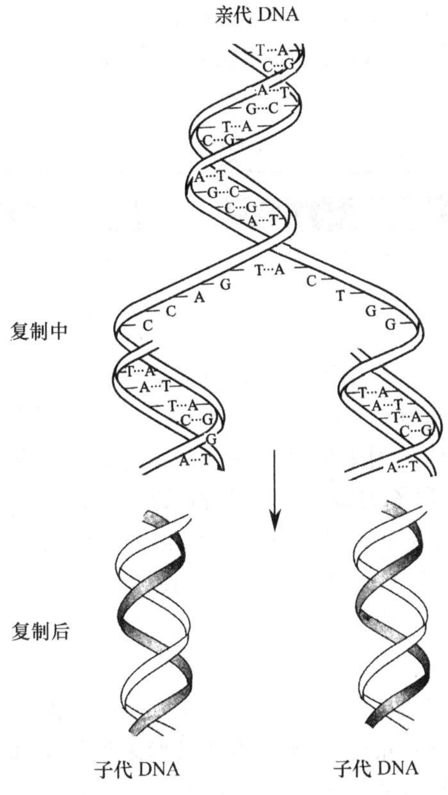

图 2-3　DNA 半保留复制

DNA 分子通过复制，将遗传信息从亲代传给子代，从而保证了遗传物质的连续性和稳定性。

第 2 节　基因与 DNA 的关系

一、基因的概念

基因(gene)的概念随着遗传学、分子生物学等领域的发展而不断完善，逐渐深入。从分子水平看，基因是具有某种特定遗传效应的 DNA 片段，是遗传的基本单位。

考点：基因的概念

二、基因的结构

真核生物基因结构比原核生物复杂。真核生物基因按功能分为结构基因和调节基因。结构基因能编码特定的蛋白质，是决定某种多肽链氨基酸种类和排列顺序的基因，例如血清蛋白基因、胰岛素基因等。调节基因是调节控制结构基因活性的基因。结构基因包括编码区和侧翼序列。

(一) 编码区

编码区是指能够转录相应的 mRNA，进而指导合成多肽链的区段。在编码区中，并不是所有的 DNA 序列都能编码蛋白质多肽链中的氨基酸，而是分为编码序列和非编码序列。编码序列是不连续的，被非编码序列隔开，形成相间排列的断裂形式，因此称为断裂基因(splite gene)(图 2-4)。

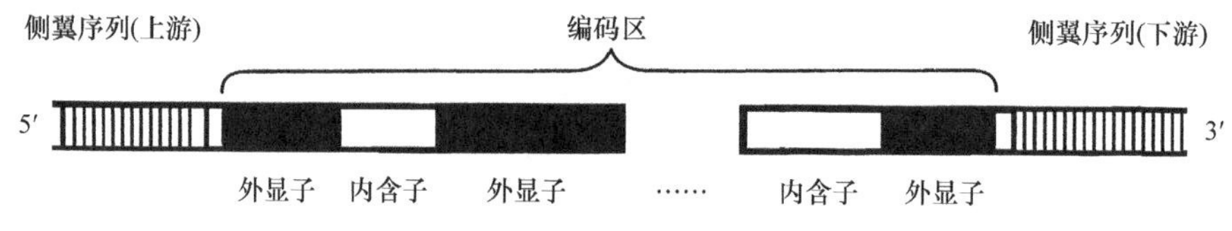

图 2-4 真核生物基因结构示意图

在真核细胞的结构基因中，有编码作用的 DNA 序列称为外显子(exon，E)；没有编码作用的 DNA 序列称为内含子(intron，I)，外显子和内含子相间排列，内含子常比外显子长，且占基因的比例更大。一个结构基因中外显子的数目总是等于内含子的数目+1。

真核基因中外显子和内含子的数目、位置和长度各异，例如，人血红蛋白 β 珠蛋白基因全长约 3700 个碱基对，有 3 个外显子和 2 个内含子，编码 164 个氨基酸；苯丙氨酸羟化酶基因则有 13 个外显子和 12 个内含子。在原始转录产物加工过程中内含子对应的转录序列会被切除。

(二)侧翼序列

结构基因中第一个外显子的上游和最末一个外显子的下游，都有一段不被转录的非编码区，称为侧翼顺序(flanking sequence)。侧翼序列虽然未被转录和翻译，但对基因表达调控起着重要作用。侧翼序列中主要含有启动子、增强子和终止子。

三、基因中的遗传信息

一个 DNA 分子上有许多基因，蕴含大量遗传信息。DNA 分子为什么能储存大量的遗传信息呢?我们知道，一个 DNA 分子的基本骨架是由脱氧核糖和磷酸交替连接而成的，从头到尾没有变化，而骨架内侧 4 种碱基的排列顺序却是可变的。那么，由 4 种碱基排列而成的脱氧核苷酸序列，足以储存生物体必需的全部遗传信息吗?

研究表明，DNA 分子储存的遗传信息就蕴藏在 4 种碱基的排列顺序之中，假如某一段 DNA 含有 100 个碱基对，则该段碱基就可有 4^{100} 种不同的排列组合方式，所以 DNA 分子能够储存足够的遗传信息。碱基排列顺序的千变万化，构成了 DNA 分子的多样性，而碱基特定的排列顺序，又构成了每一个 DNA 分子的特异性。

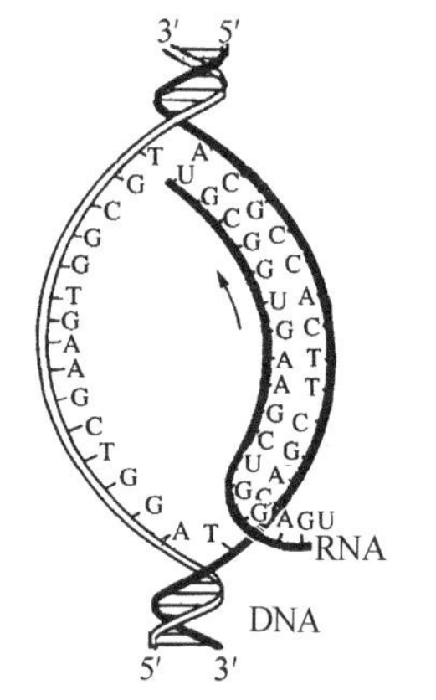

图 2-5 转录合成 RNA

四、基因的表达

基因表达(gene expression)是指将一个基因中所蕴藏的遗传信息通过转录和翻译转变成具有生物活性的蛋白质的过程。

(一)转录

以 DNA 分子中的一条链为模板，互补合成 RNA 的过程称为转录(transcription)(图 2-5)，转录是在细胞核中进行的。对于一个特定的基因来说，DNA 分子中只有一条链带有遗传信息，称为模板链

(反编码链)，另一条链为其互补顺序，称为非模板链(编码链)。

1. RNA 的化学组成 RNA 的基本组成单位是核糖核苷酸，每个核糖核苷酸由核糖、磷酸及含氮碱基组成。含氮碱基为腺嘌呤(A)、鸟嘌呤(G)、胞嘧啶(C)和尿嘧啶(U)。由此，组成 RNA 的核苷酸有以下 4 种：腺嘌呤核糖核苷酸(AMP)、鸟嘌呤核糖核苷酸(GMP)、胞嘧啶核糖核苷酸(CMP)和尿嘧啶核糖核苷酸(UMP)；RNA 分子是单链结构。

2. RNA 的分类 根据结构与功能上的不同分为信使 RNA(mRNA)、转运 RNA(tRNA)和核糖体 RNA(rRNA)。

(1) mRNA：其功能是从细胞核内的 DNA 分子上转录遗传信息，带到细胞质中的核糖体上，作为合成蛋白质的指令。

(2) tRNA：其功能是在蛋白质合成过程中，运输氨基酸到核糖体上的特定部位，使之形成多肽链。每一种 tRNA 只能特异地识别和转运一种氨基酸，从而保证转运氨基酸的特异性。

tRNA 结构很特别，其形状像三叶草的叶形(图 2-6)。其一端为氨基酸的结合部位，另一端为反密码环，其上有 3 个碱基，与 mRNA 上的密码子有互补配对关系，这 3 个密码子称为反密码子。

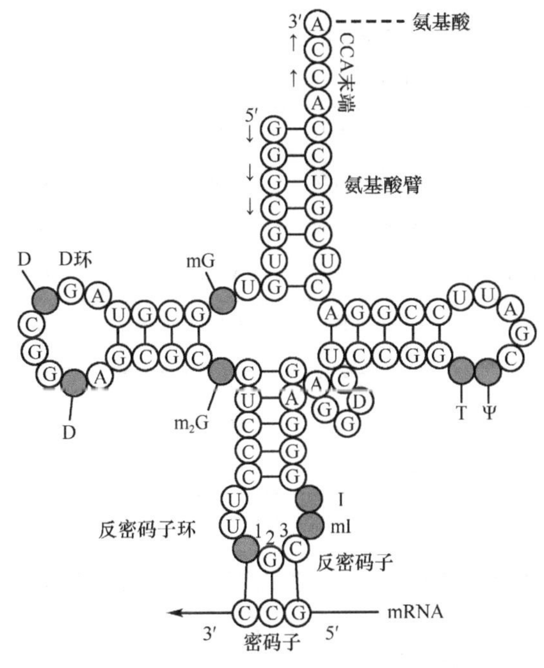

图 2-6 tRNA“三叶草”状结构

(3) rRNA：是构成核糖体的重要成分，核糖体是细胞中蛋白质合成的场所，有“装配机”之称。

(二) 翻译

以 mRNA 为模板合成具有一定氨基酸排列顺序的多肽链的过程称为翻译(translation)，翻译是在细胞质中进行的。

通过前面的学习我们已经知道，遗传信息就储存在碱基的排列顺序中。DNA 和 RNA 有 4 种碱基，而组成蛋白质的氨基酸有 20 种，如果一个碱基就可以决定一个氨基酸，则只有 4 种组合；如果两个碱基决定一个氨基酸，则只有 16 种组合，都不能满足 20 种氨基酸的需要。

科学实验证明，mRNA 中每 3 个相邻的碱基决定 1 种氨基酸，这 3 个碱基称为 1 个密码子。

科学家破译了全部遗传密码子，并将这些密码子编制成遗传密码表（表 2-1）。遗传密码有如下特点：①共有 64 个密码子，其中有 1 个起始密码子（AUG）和 3 个终止密码子（UAG、UGA、UAA）；②一种密码子只能决定一种氨基酸，一种氨基酸可由多种密码子来决定。

表 2-1 遗传密码

第一个碱基（5′端）	第二个碱基				第三个碱基（3′端）
	U	C	A	G	
U	UUU 苯丙氨酸	UCU 丝氨酸	UAU 酪氨酸	UGU 半胱氨酸	U
	UUC 苯丙氨酸	UCC 丝氨酸	UAC 酪氨酸	UGC 半胱氨酸	C
	UUA 亮氨酸	UCA 丝氨酸	UAA 终止码	UGA 终止码	A
	UUG 亮氨酸	UCG 丝氨酸	UAG 终止码	UGG 色氨酸	G
C	CUU 亮氨酸	CCU 脯氨酸	CAU 组氨酸	CGU 精氨酸	U
	CUC 亮氨酸	CCC 脯氨酸	CAC 组氨酸	CGC 精氨酸	C
	CUA 亮氨酸	CCA 脯氨酸	CAA 谷氨酰胺	CGA 精氨酸	A
	CUG 亮氨酸	CCG 脯氨酸	CAG 谷氨酰胺	CGG 精氨酸	G
A	AUU 异亮氨酸	ACU 苏氨酸	AAU 天冬酰胺	AGU 丝氨酸	U
	AUC 异亮氨酸	ACC 苏氨酸	AAC 天冬酰胺	AGC 丝氨酸	C
	AUA 异亮氨酸	ACA 苏氨酸	AAA 赖氨酸	AGA 精氨酸	A
	AUG*蛋氨酸	ACG 苏氨酸	AAG 赖氨酸	AGG 精氨酸	G
G	GUU 缬氨酸	GCU 丙氨酸	GAU 天冬氨酸	GGU 甘氨酸	U
	GUC 缬氨酸	GCC 丙氨酸	GAC 天冬氨酸	GGC 甘氨酸	C
	GUA 缬氨酸	GCA 丙氨酸	GAA 谷氨酸	GGA 甘氨酸	A
	GUG 缬氨酸	GCG 丙氨酸	GAG 谷氨酸	GGG 甘氨酸	G

注：AUG*为蛋白质合成的启动信号。真核生物为蛋氨酸，原核生物中为甲酰甲硫氨酸。

遗传信息的翻译（多肽链合成）过程可分为以下几个阶段（图 2-7）。

1. 肽链合成的起始 mRNA 合成以后，通过核膜上的核孔进入细胞质中，核糖体首先结合到 mRNA 上的启动位置，这个位置是起始密码子 AUG（翻译成蛋氨酸，在完成多肽链合成后脱离）。

2. 肽链延长 tRNA 将游离在细胞质中的氨基酸运送到核糖体中，当 tRNA 上的反密码子与 mRNA 上的密码子互补配对成功时，氨基酸被安置到核糖体的相应位置。核糖体沿 mRNA 从 5′端向 3′端移动，通过逐个密码识别，核糖体上酶催化邻近氨基酸之间以肽键连接，一个一个氨基酸就在核糖体上连接成多肽链，使多肽链延长。

考点：基因表达、DAN 和 RNA 的区别

3. 肽链合成终止 当核糖体到达 mRNA 上的终止密码时，多肽链合成停止。合成完成时，核糖体和多肽链相分离，多肽链进入细胞质中。

翻译后的初始产物大多数是无功能的，需要经过进一步的加工才可成为具有一定生物活性的蛋白质。

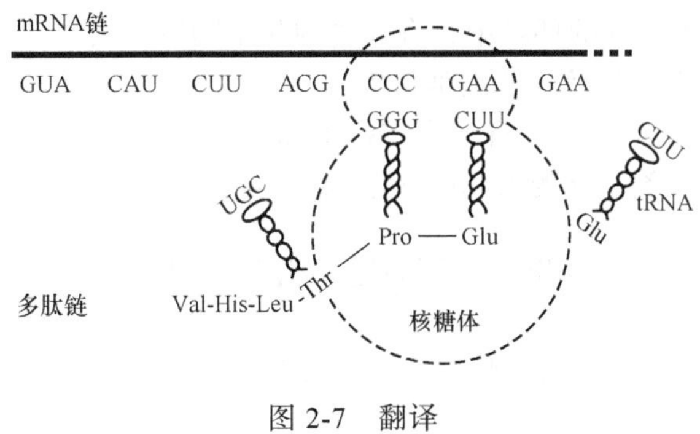

图 2-7　翻译

第 3 节　基 因 突 变

一、基因突变的概念

基因突变 (gene mutation) 是指基因在分子结构上发生的碱基对组成或排列顺序的改变。突变后产生的新基因称为突变基因。

考点：基因突变的概念

基因突变普遍存在于生物界中，任何生物的基因都可能发生突变，它可以发生在个体发育的任何时期，也可以发生在体细胞中，还可以发生在生殖细胞中，进而产生不同的遗传效应。

二、基因突变的特性

1. 多向性　当基因发生突变时，可以朝着不同的方向发生，这种现象称为基因突变的多向性。例如，当一个基因 A 发生突变时，可以突变成它的等位基因 a_1，也可以突变成 a_2、a_3 等。

2. 可逆性　当一个基因发生突变后，突变后的基因若再次发生突变，可恢复到原来基因的状态，这种情况称为基因突变的可逆性。如果将基因 A 突变为基因 a 称为正突变，那么，由基因 a 突变为基因 A 则称为回复突变。人类中出现的返祖现象，就是由于基因发生了回复突变引起的。

3. 有害性　对生物体来说，大部分基因突变是有害的，人类的单基因遗传病都是基因突变引起的。

4. 稀有性　基因突变在自然条件下很少发生，通常用突变率来衡量基因突变的难易程度。突变率是指在自然状态下某一基因在一定群体中发生突变的频率，如人类基因的突变率为 10^{-4}～10^{-6}/(生殖细胞 · 代)，表示每代 1 万～100 万个生殖细胞中，有一个基因发生突变。

考点：基因突变的特性

三、诱发基因突变的因素

实验研究证明，有许多因素可以诱发基因突变，概括起来可分为 3 类：物理因素、化学因素和生物因素。

1. 物理因素　有α射线、β射线、γ射线、X 线等电离辐射，还有像紫外线这种非电离辐射。无论是电离辐射还是非电离辐射，都可能损伤细胞内的 DNA，引起基因发生突变并提高基因突变的频率。

2.化学因素　在人类生存的环境中，有大量的化学物质，其中有不少种类可以诱发基因突变，如亚硝酸、碱基类似物及吖啶类染料等。

3. 生物因素　近年来的研究发现，有些病毒如猴病毒 40(SV40)、腺病毒、反转录病毒等的遗传物质可影响哺乳类细胞的 DNA，诱发基因突变，甚至可引起细胞发生癌变。

四、基因突变的类型

根据 DNA 分子中碱基对的变化情况，基因突变主要分为 3 种类型：碱基置换突变、整码突变和移码突变。

(一)碱基置换突变

碱基置换(base substitution)是指在基因中，一种碱基被另一种碱基替代的现象(图 2-8)。由碱基置换引起的突变称为碱基置换突变。如果一种嘌呤碱（或嘧啶碱)被另一种嘌呤碱(或嘧啶碱)所取代，这种碱基置换称为转换，由此引起的突变称为转换突变。如果一种嘌呤碱(或嘧啶碱)被一种嘧啶碱(或嘌呤碱)所取代，这种碱基置换称为颠换，由此引起的突变称为颠换突变。在碱基置换突变中，转换突变较颠换突变更为常见。

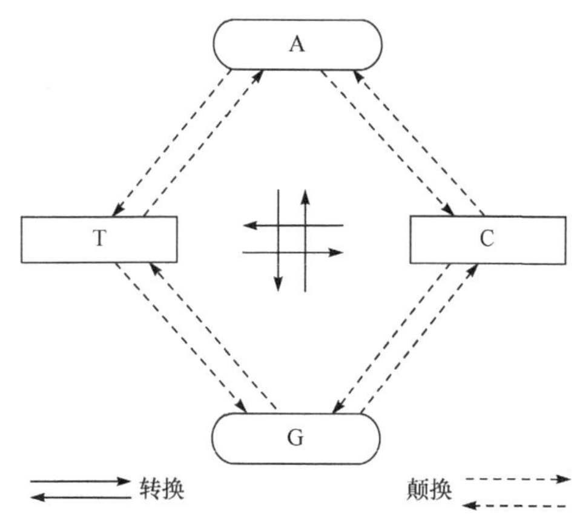

图 2-8　碱基转换和颠换

碱基置换可发生在 DNA 分子中的任何部位。根据碱基置换所产生的效应不同，可将碱基置换突变分为 4 种主要类型。

1. 同义突变　如果一个密码子因碱基置换变为另一个密码子后，改变前后的密码子所决定的氨基酸相同，这种突变称为同义突变。

2. 错义突变　如果基因中的碱基被置换后，改变了密码子，从而导致所合成的多肽链中一种氨基酸被另一种氨基酸所取代，最终引起蛋白质的结构和功能发生改变，这种突变称为错义突变。

3. 无义突变　如果基因中的碱基被置换后，使得 mRNA 中原来决定某一氨基酸的密码子变成了终止密码子(UAA、UAG、UGA)，多肽链提前终止合成，从而产生不完全的、没有活性的多肽链，这种突变称为无义突变。

考点： 基因突变的类型

4. 延长突变　当基因中的一个终止密码子发生碱基置换后，成为编码某一氨基酸的密码子，多肽链的合成将继续进行下去，直至遇到下一个终止密码子时方可停止，这种突变称为延长突变。

(二)整码突变

如果在基因的碱基序列中插入或缺失 1 个或几个密码子，则合成的多肽链将增加或减少一个或几个氨基酸，但插入或缺失点前后的氨基酸顺序不变，这种突变称为整码突变(in-frame mutation)。

(三)移码突变

如果在基因的碱基序列中插入或缺失 1 个或几个碱基对(但不是 3 个或 3 的倍数)，则在插入或缺失点及其以后的所有密码子全部发生移位性改变，这种突变称为移码突变(frameshift mutation)。

五、基因突变的后果

基因对生物遗传性状的控制是通过控制特定多肽链的合成来实现的。因此，基因的稳定性决定了蛋白质(或酶)的稳定性。由于基因对表型的控制是一个复杂的过程，因此基因突变所引起的表型效应也是复杂的。有时，虽然基因发生了突变，但是对基因和蛋白质的功能并不产生影响。如前述的同义突变就属于这种情况，遗传学上称为中性突变。还有大量的基因突变，可引起基因所编码的蛋白质发生相应改变，从而引起严重的疾病。如镰状细胞贫血就是由于控制血红蛋白分子的基因发生突变导致血红蛋白分子的结构异常所致，这类由于蛋白质分子结构异常所引起的疾病称为分子病(molecular disease)。此外，基因突变还可引起合成无活性的酶或异常活性的酶，从而导致代谢紊乱，产生相应的疾病。例如苯丙酮尿症，就是由于控制苯丙氨酸羟化酶的基因发生突变导致苯丙氨酸代谢紊乱所致，这类由于酶的缺陷而引起的疾病称为遗传代谢病(inherited metabolic disease)。

知识链接

人类基因组计划

2006 年 5 月 18 日，国际人类基因组计划的科学家宣布完成了人类最后一个染色体——1 号染色体的基因测序。人类第 1 号染色体是人类常染色体中最庞大最复杂的，它有 2.23 亿个碱基对，占人类基因组中碱基对总量的 8%左右，有多达 3141 个基因，这些基因中存在的缺陷与超过 350 种疾病有关，如乳腺癌、帕金森病、阿尔茨海默病、孤独症等。人类基因组计划被誉为生命科学领域的“阿波罗登月计划”，由来自美国、英国、法国、德国、日本和中国的科学家共同完成。人类基因组的破译，为揭开生命的奥秘、了解生命的起源、认识生命体生长发育的规律、识别种属之间和个体之间存在差异的起因、掌握疾病产生的机制，以及长寿与衰老等生命现象、诊治疾病提供了科学依据。

小　结

通过对本章的学习，我们明白：绝大多数生物的遗传物质是 DNA。DNA 分子的结构：①DNA 分子由两条多脱氧核苷酸链组成，这两条链按反向平行方式盘旋成右手双螺旋结构。②DNA 分子中的脱氧核糖和磷酸交替连接，排列在双螺旋结构的外侧，构成基本骨架，碱基排列在内侧。③两条链上的碱基通过氢键形成碱基对。碱基配对有一定规律，A 一定与 T 配对(A═T)，G 一定与 C 配对(G≡C)。碱基之间这种一一对应的关系，称为碱基互补配对原则。

基因是具有某种特定遗传效应的 DNA 片段。一个结构基因由编码区和侧翼序列两部分组成。基因的表达是通过 DNA 控制多肽链的合成来实现的，包括转录和翻译两个过程。转录是在细胞核中进行的，是以基因的一条链为模板合成 RNA 的过程。翻译是在细胞质中进行的，是以 mRNA 为模板合成一条多肽链的过程。

基因突变是指基因在分子结构上发生的碱基对的组成或排列顺序的改变。基因突变具有多向性、可逆性、有害性和稀有性等特性。引起基因突变的因素很多，可分为 3 类：物理因素、化学因素和生物因素。基因突变主要分为 3 种类型：碱基置换突变、整码突变和移码突变。

自测题

一、名词解释

1. 半保留复制 2. 基因 3. 遗传密码 4. 转录 5. 基因突变

二、填空

1. 组成DNA的基本单位是__________。关于DNA分子结构，美国生物学家沃森和英国物理学家克里克提出的__________已被世界所公认。

2. 脱氧核苷酸的化学成分由__________、__________和__________三部分组成。脱氧核苷酸有__________、__________、__________和__________4种。

3. mRNA的作用是从DNA转录__________，作为合成__________的指令，称为__________；tRNA的作用是运输__________到核糖体上的特定部位，使之形成多肽链，称为__________。rRNA是构成__________的重要成分，称为__________。

三、单选题

1. DNA的化学组成成分有( )

A. 脱氧核糖、磷酸、核糖

B. 脱氧核糖、碱基、磷酸

C. 脱氧核糖、氨基、磷酸

D. 核糖、氨基、磷酸

E. 核糖、碱基、磷酸

2. 组成DNA的碱基种类有( )

A. 2种

B. 3种

C. 4种

D. 5种

E. 6种

3. 按碱基互补配对原则，在DNA分子中，下列正确的是( )

A. A与U，G与T

B. A与U，G与C

C. A与T，G与U

D. A与T，G与C

E. A与C，G与U

4. 一段DNA分子中碱基T占20%，碱基G的比例为( )

A. 20%

B. 30%

C. 40%

D. 50%

E. 60%

5. DNA分子的一条单链中的碱基A+C/T+G=0.8，那么，其互补链中相应的碱基比例是( )

A. 0.2

B. 0.4

C. 0.8

D. 1.2

E. 1.25

6. 下列关于DNA复制过程的叙述，不正确的( )

A. 复制过程是以一条单链为模板

B. 复制可使DNA分子加倍

C. 复制所需脱氧核苷酸的碱基是A、T、G、C

D. 复制的场所是细胞核内

E. 复制遵循碱基互补配对原则

7. DNA分子的多样性，取决于( )

A. 分子中脱氧核糖和磷酸排列顺序的多样

B. 分子中碱基配对方式的多样

C. 分子中碱基排列顺序的多样

D. 分子中核苷酸种类的多样

E. 分子空间结构的多样

8. 如果 DNA 的模板链的 TAG 突变为 TAC，那么由模板链转录的 mRNA 相应的密码子将会(　　)

A. 由 TAG 变为 TAC

B. 由 ATC 变为 ATG

C. 由 TAG 变为 ATG

D. 由 AUC 变为 AUG

E. 由 ATC 变为 AUG

9. 一个 DNA 分子中的某一基因含碱基 1200 个，那么该基因所控制合成的蛋白质含氨基酸的数目最多是(　　)

A. 200 个

B. 300 个

C. 400 个

D. 600 个

E. 1200 个

10. 某种酶由 150 个氨基酸组成，控制该酶的基因含脱氧核苷酸的最少个数是(　　)

A. 150 个

B. 300 个

C. 450 个

D. 600 个

E. 900 个

11. DNA 与 RNA 共有的嘧啶碱是(　　)

A. T

B. C

C. G

D. A

E. U

12. 假如一个 DNA 片段中一条链的碱基顺序是 5′…AATCGACCG…3′，那么它的互补链的碱基顺序应当是(　　)

A. 5′…TTAGCTGGC…3′

B. 5′…CGGTCGATT…3′

C. 5′…UUAGCUGGC…3′

D. 3′…CGGTCGATT…5′

E. 5′…CGGUCGAUU…3′

13. 假如一个 mRNA 片段中的碱基顺序是 5′…AAACAGAUUUAU…3′，其模板链的碱基顺序应该是(　　)

A. 5′…TTTGTCTAAATA…3′

B. 5′…UUUGUCUAAAU…3′

C. 5′…TTTGTCTAAATA…3′

D. 5′…ATAAATCTGTTT…3′

E. 5′…AUAAAUCUGUUU…3′

14. 下列属于转换的是(　　)

A. A═T ⟶ C≡G

B. C≡G ⟶ A═T

C. T═A ⟶ C≡G

D. G≡C ⟶ T═A

E. A≡U ⟶ C≡G

四、简答题

1. 简述 DNA 分子双螺旋结构模型的主要内容。

2. 简述 DNA 分子复制的过程，说明 DNA 分子复制的生物学意义。

3. 简述基因的概念、功能与分类。

4. 何谓碱基置换？碱基置换引起的基因突变类型主要有哪些？

（邢国洁）

第3章 遗传的细胞基础

引 言

地球上的生物除病毒外，都是由细胞构成的，细胞是生物体形态结构和生命活动的基本单位。生物体的一切生理活动、生命的基本特征及各种生命现象都是以细胞为单位体现的。细胞的结构与功能以及细胞的增殖与遗传紧密相关。

第1节 细胞的增殖

细胞增殖是细胞生命活动的重要特征之一，是生命延续的根本保证。细胞增殖是通过细胞分裂实现的，细胞分裂的方式有3种，即无丝分裂(amitosis)、有丝分裂(mitosis)和减数分裂(meiosis)。其中，有丝分裂是体细胞增殖的主要方式。细胞通过有丝分裂使细胞数目增多，生物体不断生长。例如人类，最初是从一个受精卵细胞开始，通过细胞有丝分裂，到出生时新生婴儿约有2×10^{12}个细胞，成人约有2×10^{14}个细胞。此外，生物体创伤的修复也是通过细胞有丝分裂完成的。

一、细胞增殖周期的概念

细胞增殖周期简称细胞周期(cell cycle)，是指连续分裂的细胞，从上一次有丝分裂结束开始，到下一次有丝分裂结束为止所经历的全过程。

考点：细胞周期的概念及分期

根据细胞的变化特征，可将细胞周期分为两个时期：间期和有丝分裂期(mitosis，M期)，二者相比，间期占细胞周期时间的90%～95%，细胞在形态上没有显著变化，主要为分裂期进行物质准备，同时细胞有适度地生长。间期又分为G_1期、S期、G_2期3个分期。分裂期是短暂的，占细胞周期时间的5%～10%，但细胞形态发生显著变化，特别是细胞核及其染色质发生了一系列变化，最后，经复制后的染色体平均分配到两个子细胞中。由于M期所经历的时间较短，所以一个细胞周期分为G_1期、S期、G_2期和M期4个分期(图3-1)。

二、细胞增殖周期各分期的特点

(一)间期

间期是指细胞从上一次有丝分裂结束到下一次有丝分裂结束所经历的时期。此期细胞的

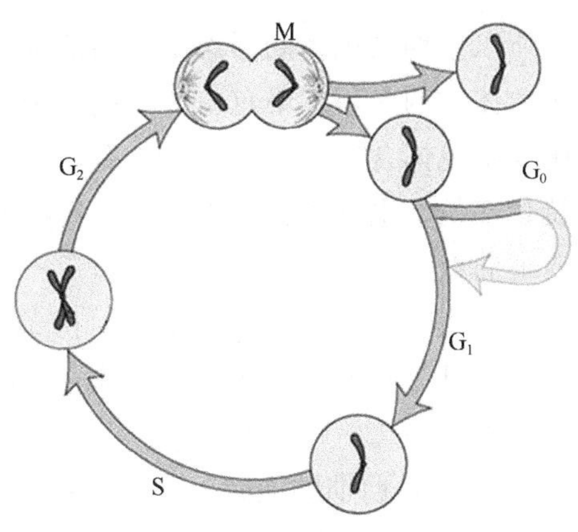

图 3-1　细胞增殖周期

经历时间较长，是细胞生长发育、细胞增殖所需各种物质的合成及能量积累的关键时期。

1. G_1期　也称 DNA 合成前期，是从上一次细胞分裂结束到 DNA 合成开始的阶段。此期细胞内物质代谢活跃，细胞体积增大，主要合成 RNA 和蛋白质，为 DNA 复制做准备。G_1期末是推进细胞周期的一个关键时刻，也是药物等因素作用于细胞周期的一个敏感点。

各类细胞G_1期所需时间差异较大，可从数小时到数月或更长，因此各种细胞的周期时间不同，主要取决于G_1期的长短。细胞进入G_1期后有 3 个去向。①继续增殖：该类细胞分化程度低，由G_1期继续完成细胞周期的各项活动，不断地进行细胞分裂，始终保持增殖能力，例如骨髓造血干细胞、上皮基底细胞、胚胎细胞等。②不再增殖：始终停留在G_1期，丧失增殖能力，结构和功能发生高度分化，直至衰老死亡。此类细胞称为终末分化细胞，又称为不育细胞，例如神经细胞、肌细胞、血液中成熟红细胞等。③暂不增殖：较长时间地停留在G_1期，细胞处于暂不增殖状态，但仍保留增殖能力，一旦给予适当刺激后可以重新进入细胞周期，开始细胞分裂。这类细胞称为G_0期细胞，如肝细胞、肾细胞等。

2. S 期　也称 DNA 合成期，是从 DNA 合成开始到 DNA 合成结束的阶段。此期的主要特点是进行 DNA 复制。DNA 复制的结果是，细胞中 DNA 的含量增加 1 倍，与蛋白质结合，完成染色体的复制。到 S 期结束时，每一条染色体包含两条姐妹染色单体。中心粒的复制也在 S 期完成，由原来的 1 对中心粒复制成 2 对中心粒。

考点：S 期的特点

3. G_2期　也称 DNA 合成后期，是从 DNA 复制结束到分裂期开始的阶段。此期主要为有丝分裂准备物质条件，继续合成 RNA 和蛋白质，如构成纺锤丝的微管蛋白。

（二）有丝分裂期

有丝分裂期是从间期结束到有丝分裂完成的阶段。根据细胞分裂时的变化，可分为前期、中期、后期和末期 4 个时期（图 3-2）。

1. 前期　间期细胞进入前期最明显的变化是光学显微镜下可见染色体。此期的主要特点是：①细丝状的染色质螺旋形成染色体。因为染色体在间期已经复制，所以每条染色体由两条姐妹染色单体构成。②形成纺锤体。间期已完成复制的两对中心粒彼此分开，分别移向细胞两极，同时向周围发出放射状的纺锤丝，两对中心粒之间的纺锤丝相连形成一个梭形的纺锤体。③核膜解体，核仁消失。

2. 中期　中期细胞的主要特点是染色体排列在细胞中央的赤道面上，形成赤道板。此期染色体达到最大程度的浓缩，所以中期染色体的形态结构最清晰、最典型，可以清楚地看到每条染色体含有两条姐妹染色单体，两条姐妹染色单体由同一个着丝粒相连。染色体的着丝粒排列在赤道面上。每一条中期染色体含有两个着丝点。着丝点是指由多种蛋白质形成的复合体结构，是着丝粒两侧的特化部位，也称动粒。着丝点是纺锤丝附着的部位，在两侧纺锤丝的牵拉下，染色体排列在赤道面上。

3. 后期　后期细胞的主要特点是着丝粒纵裂一分为二，两条姐妹染色单体分开，分别移向细胞两极。两条姐妹染色单体一旦分开就成为两条染色体，在纺锤丝的牵引下，形成两组相同的染色体，分别移向细胞两极。

4. 末期　此期从某种意义上来说是前期的逆转。细胞主要特点是：①染色体解旋成为细丝状的染色质；②纺锤体消失；③核膜、核仁重新出现；④细胞膜从细胞中部向内凹陷，细胞质一分为二，形成两个子细胞。在赤道位置细胞膜内侧有大量肌动蛋白和肌球蛋白聚合的微丝形成收缩环，随着收缩环的收缩，细胞膜内陷形成分裂沟，随着分裂沟的逐渐加深，最终将细胞质分割成两部分，最后形成两个子细胞，子细胞中染色体数目不变。

考点：有丝分裂各期的特点

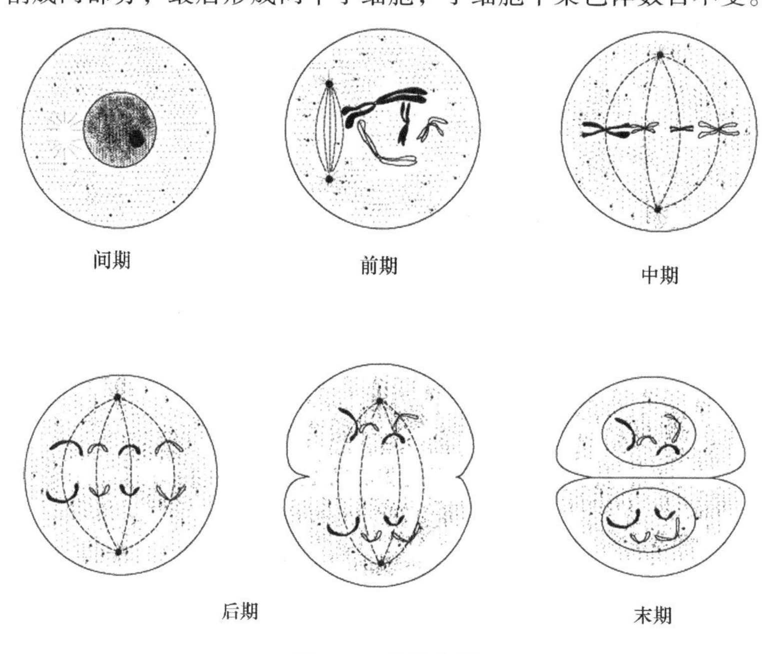

图 3-2　有丝分裂

知识链接

细胞周期与肿瘤

肿瘤是生物体内一些正常细胞生长失去控制，出现异常分裂的细胞群。在肿瘤治疗中可根据细胞周期的特点用药，以达到杀灭癌细胞的效果。如有的抗癌药物可以抑制 DNA 的合成，中断细胞从 S 期进入 M 期；有的抗癌药物通过破坏纺锤丝的形成，从而使细胞阻断于 M 期。而 G_0 期细胞对化疗药物不敏感，往往成为日后癌症复发的根源，因而可通过调控机制，诱发 G_0 期癌细胞进入细胞周期，再合理用抗癌药物加以杀灭，是防止癌症转移和扩散的重要调控措施。G_2 期细胞对放射线敏感，可选用放疗。临床上根据不同肿瘤的细胞周期特点，选择用药，可提高疗效、降低副作用。

知识链接　**细胞周期各期口诀**

有丝分裂并不难，间前中后末相连；
间期首先做准备，DNA 复制在期间；
膜仁消失两体现，形定数晰赤道面；
粒裂数加均两极，两消两现新胞建。

（三）有丝分裂的意义

有丝分裂将亲代细胞的染色体精确均等地分配给两个子细胞，使细胞保持遗传上的稳定性和一致性。

知识链接　**细胞周期的关键调节因子**

2001 年诺贝尔生理学或医学奖授予了美国科学家利兰 · 哈特韦尔 (Leland Hartwell) 与英国科学家蒂莫西 · 亨特 (Timothy Hunt) 和保罗 · 纳斯 (Paul Nurse)，以表彰他们发现了细胞周期的关键调节因子。利兰 · 哈特韦尔发现了大量控制细胞周期的基因，其中一种被称为 “*START*” 的基因对控制各个细胞周期的最初阶段具有决定性的作用。保罗 · 纳斯的贡献是：在哈特韦尔的基础上，通过基因与分子法发现了调节细胞周期的一种关键物质——CDK (细胞周期蛋白依赖性激酶)，CDK 是通过对其他蛋白质的化学作用来驱动细胞周期的。蒂莫西 · 亨特的贡献是首次发现了调节 CDK 功能的物质 cyclin (细胞周期蛋白)。以上发现对研究细胞的发育有重大影响，特别是对开辟治疗癌症新途径将具有极其深远的意义。

第 2 节　人类染色体

案例 3-1

李某 41 岁产下一子。孩子 9 个月才能坐，1 岁半还不会走路，不会说话，为此到医院就诊。孩子表现为眼裂小，两眼间距宽，鼻根低平，嘴小唇厚，舌厚，常伸出口外，小指短小向内弯曲。“孩子患的是唐氏综合征，永远都只有几岁的智商。”医生的话字字句句都如巨锤一般，敲在李某一家人的心上。

问题：1. 唐氏综合征的发病原因是什么？

2. 你认为此类悲剧能预防吗？

一、人类染色体的形态结构

在细胞增殖周期的不同时期，染色体的形态不断地变化着，有丝分裂中期染色体达到最大程度的浓缩，形态最清晰、最典型、最易辨认，称为中期染色体（图 3-3）。常用于染色体研究和临床上染色体病的诊断。

1. 染色单体　每一条中期染色体都由两条染色单体构成，互称为姐妹染色单体，通过着丝粒相连。每一条染色单体含有一个 DNA 分子，两条姐妹染色单体是由同一个 DNA 分子通过复制后形成的，因此它们的大小、形态、结构、遗传信息完全相同。

2. 着丝粒　两条姐妹染色单体通过一个着丝粒彼此相连。着丝粒处浅染内缢，称为主缢痕。着丝粒区的着丝点是纺锤丝附着之处，与细胞分裂时染色体的运动密切相关。

3. 染色体臂　着丝粒将染色体分为两臂，较短的称为短臂，用 p 表示；较长的称为长臂，用 q 表示。

4. 端粒　在短臂和长臂的末端分别有一特化部位称为端粒，端粒起着维持染色体形态结构稳定性和完整性的作用。每一条染色体均需有一个着丝粒和两个端粒才能稳定存在，若端粒缺失，则染色体末端将失去其稳定性，发生染色体间的非正常连接，形成畸变染色体。另据研究，端粒的改变还与肿瘤的发生有关，同时，端粒中 DNA 重复序列的减少是细胞衰老的标志。

5. 次缢痕　在某些染色体的长臂或短臂上也可见到浅染内缢的区段，称为次缢痕或副缢痕。

考点：人类染色体的形态结构

6. 随体　在人类染色体中，有的染色体在短臂末端有一球状结构，称为随体，是识别染色体的重要标志。随体与短臂间的细丝样结构称随体柄，随体柄为缩窄的次缢痕，与核仁的形成有关，又称核仁组织区。

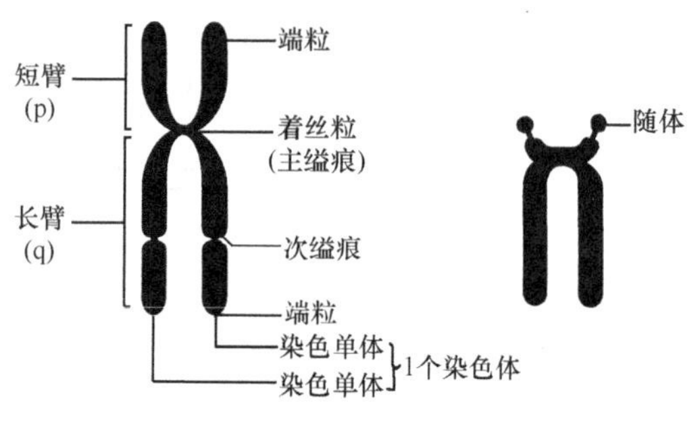

图 3-3　染色体

知识链接　**端粒和端粒酶如何保护染色体**

2009 年诺贝尔生理学或医学奖授予美国科学家伊丽莎白·布莱克本、卡罗尔·格雷德及杰克·绍斯塔克，以表彰他们发现端粒和端粒酶如何保护染色体，从而揭开了人类衰老和罹患癌症的奥秘。端粒是染色体末端的 DNA 重复序列，能保护染色体免于退化。端粒也被科学家称作“生命时钟”。细胞每分裂一次，端粒就缩短一次，当端粒不能再缩短时，细胞就无法继续分裂而死亡。端粒酶能延长缩短的端粒，从而增强细胞的增殖能力。在正常人体细胞中，端粒酶的活性被抑制，而在肿瘤细胞中被重新激活，大约 90%的癌细胞都有着不断增长的端粒及相对来说数量较多的端粒酶，从而使癌细胞能不停地增殖。

二、人类染色体的类型

考点：人类染色体的类型

染色体上着丝粒的位置是恒定的，根据着丝粒的位置不同，可将人类染色体分为 3 种类型。①中央着丝粒染色体：着丝粒位于染色体纵轴的 1/2～5/8，长臂和短臂的长度接近。②亚中着丝粒染色体：着丝粒位于染色体纵轴的 5/8～7/8，长臂和短臂的长度有明显的区别。③近端着丝粒染色体：着丝粒位于染色体纵轴的 7/8 至末端，短臂很短(图 3-4)。

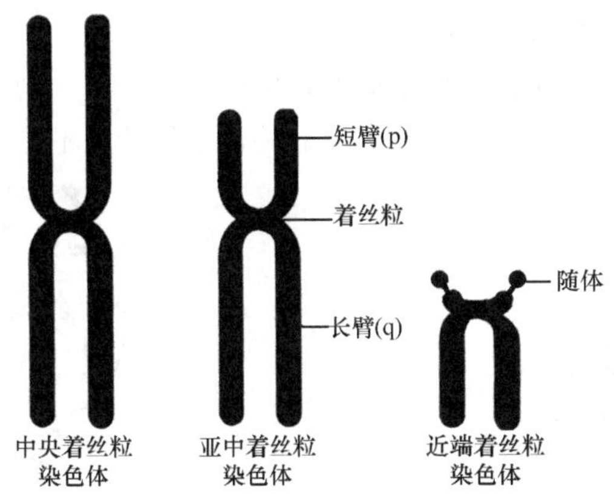

图 3-4　人类染色体的 3 种类型

三、人类染色体的数目

不同物种染色体的数目不同，同一物种染色体的数目是恒定的，例如，果蝇的染色体数目为 8 条，小鼠的染色体数目为 40 条。1956 年，蒋有兴和莱温（Levan）等的实验结果证明，人类的染色体数目为 46 条。

考点：人类正常体细胞染色体数、人类正常生殖细胞染色体数

人类为二倍体生物，体细胞中染色体成对存在，表示为 $2n=46$，其中 22 对为常染色体，男女均有，另 1 对为性染色体，男女不同；女性的性染色体为形态相同的两条 X 染色体（XX），男性有一条 X 染色体和一条较小的 Y 染色体（XY）。在正常生殖细胞中，染色体为单倍体，表示为 $n=23$，数目是体细胞的一半，即精子为 22+X 或 22+Y，卵子为 22+X。染色体数目的恒定对维持物种的遗传稳定性具有重要意义，染色体数目也是物种鉴定的重要标志之一。

知识链接　**人类染色体数目的探索**

当明确了染色体就是遗传物质的载体之后，遗传学家们最感兴趣的问题之一就是人类有多少条染色体。1923 年，美国遗传学权威佩因特（Paint）提出人类染色体数目是 48 条，这后来被作为一条定论发表于各种教科书和百科全书。1952 年，华裔遗传学家徐道觉成功地将低渗透液技术运用到人类染色体的研究中，确认了人类染色体数目是 46 条，可是他并没有发布。1955 年，华裔学者蒋有兴与瑞典学者莱温（Levan）通过实验确认了人体的 46 条染色体，并毫不犹豫地、勇敢地向 Paint 的“定论”挑战，于 1956 年公布了这一发现，很快获得了众口一词的赞同，蒋有兴获得了美国肯尼迪总统授予的杰出成就奖。至此，关于人类染色体数目的探索大功告成。

四、人类染色体核型

核型（karyotype）是指将一个处于分裂中期的体细胞按一定程序处理而显示出来的染色体的数目、大小及形态结构特征。按国际上的统一规定对这些染色体进行分组、配对、排序并对其进行染色体数目、形态结构特征分析，这一过程称为核型分析。一个体细胞的核型可以代表一个个体的核型。通过核型分析，可以识别某些个别染色体数目异常或结构畸变所导致的遗传病。

考点：核型的概念

（一）人类非显带染色体核型

非显带染色体核型是按常规染色方法所得到的染色体标本，一般用吉姆萨(Giemsa)染色，染色体着色均匀(除着丝粒和次缢痕外)，每条染色体的细微特征不能完全显现出来(图 3-5)。

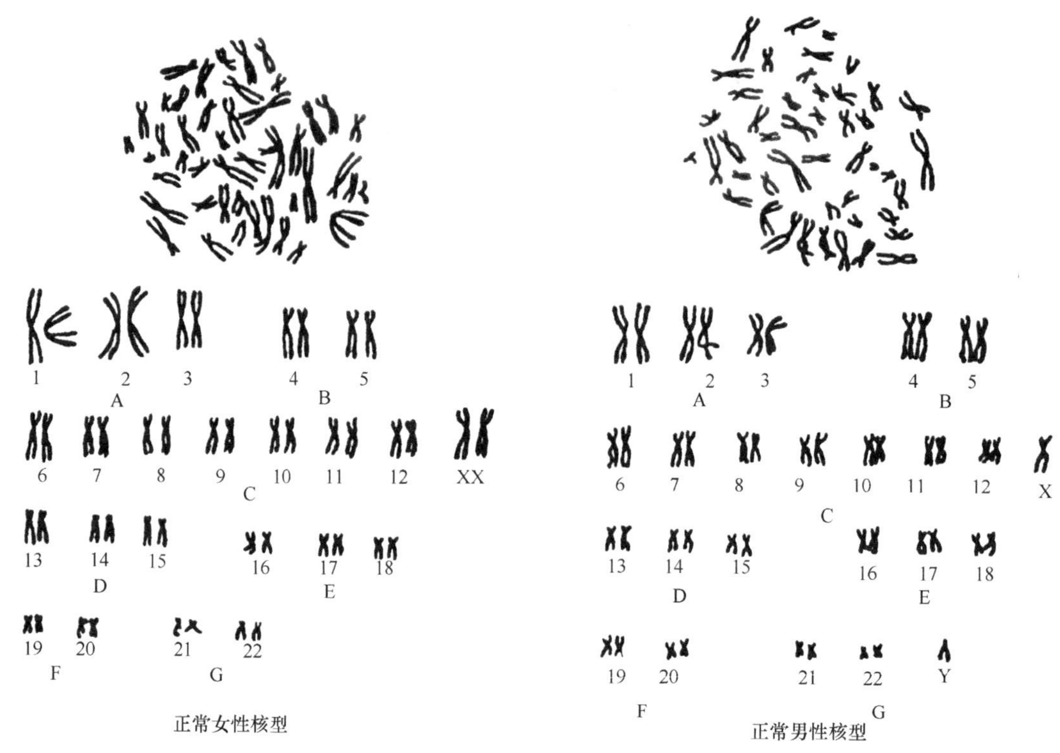

图 3-5　正常人类非显带染色体核型

1960 年在美国丹佛、1963 年在英国伦敦、1966 年在美国芝加哥相继召开了三次人类细胞遗传学国际会议，讨论并确定了细胞内染色体组成的描述，制定了统一的标准命名系统，即丹佛体制(Denver 体制)，作为识别和分析人类染色体的依据。根据丹佛体制，将人类体细胞中的 46 条染色体分为 23 对、7 个组(A、B、C、D、E、F 和 G 组)，其中 22 对常染色体男女均有，根据染色体的大小和着丝粒的位置依次编号为 1～22 号，另外 1 对为性染色体，男女不同，男性为 XY，女性为 XX。X 染色体归入 C 组，Y 染色体归入 G 组(图 3-5)。

根据巴黎会议(1971 年)的建议，在染色体分类编号时，将较小的一对编为 21 号，而稍大的一对编为 22 号，以适应临床上已将唐氏综合征沿用为“21 三体综合征”的习惯叫法。

人类染色体分组情况及其各组染色体形态特征见表 3-1。

表 3-1　人类染色体分组与形态特征

组别	染色体编号	大小	着丝粒位置	次缢痕	随体	鉴别程度
A	1～3	最大	1、3 号中央，2 号亚中	1 号常见	无	可鉴别
B	4～5	次大	亚中着丝粒	—	无	不易鉴别
C	6～12，X	中等	亚中着丝粒	9 号常见	无	难鉴别

续表

组别	染色体编号	大小	着丝粒位置	次缢痕	随体	鉴别程度
D	13～15	中等	近端着丝粒	有	有	难鉴别
E	16～18	较小	16号中央，17、18号亚中	16号常见	无	16号可鉴别，17、18号难鉴别
F	19～20	小	中央着丝粒	—	无	不易鉴别
G	21～22,Y	最小	近端着丝粒	有	21、22有,Y无	可鉴别

考点：非显带染色体分组及主要特征、正常男女核型

按照国际体制的规定，在描述一个核型时，首先写出染色体总数(包括性染色体)，然后是一个“，”号，后面是性染色体组成。其书写方式为：正常男性核型为46，XY；正常女性核型为46，XX。

(二)人类显带染色体及其命名

1. 染色体显带技术 在非显带染色体标本上，不能将染色体的形态特征完全显示出来，这使染色体异常特别是结构畸变的研究及染色体病的临床诊断受到极大限制。20世纪60年代末至70年代初，出现了染色体显带技术，即用各种特殊的染色方法使染色体的短臂和长臂上显现出一条条明暗交替或深浅相间的横纹带。人类的24种染色体都可显示出各自特异的带纹，称为带型。每对同源染色体的带型基本相同且相对稳定，不同对的染色体带型不同。因此，通过显带核型分析可以准确地识别每一号染色体，而且能够确认染色体的结构改变，这为染色体病的临床诊断和病因研究提供了有效的手段，是细胞遗传学领域又一个重大突破。

常见的几种染色体显带技术有Q显带、G显带、R显带、C显带、T显带、N显带。

(1)Q显带：染色体标本经喹吖因等荧光染料处理后，在荧光显微镜下，可观察到染色体的臂呈现明暗相间、宽窄不一的带纹，称为Q带。Q带特征明显，显带效果稳定，但荧光持续时间短，标本不能长期保存，必须立即观察。

(2)G显带：是将染色体标本用碱、胰蛋白酶或其他盐溶液处理后，再用吉姆萨染色，显示出深浅相间的带纹，称G带(图3-6)。其中最常用的是胰蛋白酶处理法。G带可在普通显微镜下观察，操作简单，带纹清晰，标本可长期保存，重复性好，是目前使用最广泛的一种带型，已成为临床诊断染色体病的常规方法。

(3)R显带：用盐溶液处理染色体标本后，再用吉姆萨染色后所显示的深浅交替的带纹称R带。因其恰好与G带着色深浅相反，故又称反带。经G带和Q带显带的染色体，其两臂末端均为浅带，如发生末端缺失、重排等结构畸变则难以发现；而R显带的染色体末端则为深带，如果该部位出现异常则易于识别，所以R显带主要用于研究染色体末端缺失和结构重排。

(4)C显带：染色体标本经NaOH或$Ba(OH)_2$等碱性溶液处理后，再用吉姆萨染色，可见每一条染色体的着丝粒区被特异性着色，故称着丝粒带，也称C带。

(5)T显带：将染色体标本加热处理后，再用吉姆萨染色，可以使一些染色体末端区段特异性深染，称T带也称端带，它可专一显示染色体端粒。

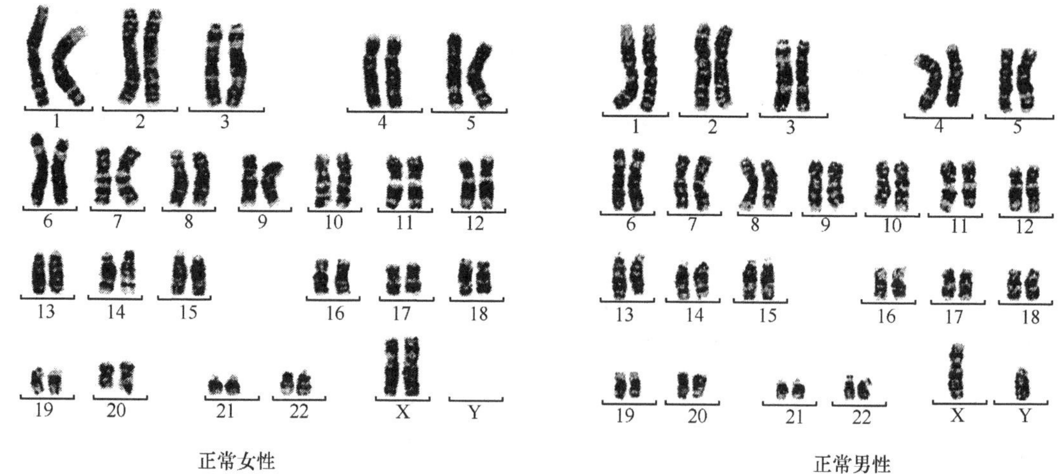

图 3-6 正常人类 G 带染色体核型

(6) N 显带：用硝酸银处理染色体标本，可使人类细胞中 5 对近端着丝粒染色体（13、14、15、21、22 号染色体）的次缢痕即核仁组织区（NOR）出现深染，称 N 带。

1971 年在巴黎召开的第四届国际人类细胞遗传学会议根据 Q 带、G 带和 R 带，绘制了人类正常体细胞显带染色体模式图（图 3-7）。一套单倍体的染色体带纹达到 320 条。

2. 显带染色体的命名　显带技术的应用，进一步要求对显带染色体有一个统一识别和描述标准，以便于相互交流。国际人类细胞遗传学命名委员会于 1978 年第一次制定了《人类细胞遗传学命名的国际体制》，缩写为《ISCN》（1978），使显带染色体的命名有了统一的标准和依据。

根据《人类细胞遗传学命名的国际体制》（ISCN）规定，每条显带染色体均以所规定的界标划分为若干个区和带。

界标：是识别染色体的重要指标，有恒定而显著的形态学特征。它包括染色体长短臂的末端、着丝粒和某些特殊的带。

区：位于两相邻界标之间的区域。

带：每个区又包括若干条带，每条染色体是由一系列连续的带组成，没有非带区。它借助其亮-暗或深-浅的着色强度，清楚地与相邻的带相区别。

每一条染色体以着丝粒为界标区分为短臂（p）和长臂（q）。短臂和长臂上的区和带均由着丝粒开始，沿着着丝粒由近向远的方向进行编号命名。距着丝粒最近的两个区分别记为短臂（p）或长臂（q）的“1”区，由近侧向远侧依次编号为“2”区、“3”区等。每个区中带的编号也依此原则，即在该区中距着丝粒最近的带编号为该区的“1”带，依次为“2”带、“3”带等。作为界标的带属于此界标以远区的“1”带；被着丝粒一分为二的带，可看成两个带，分别属于短臂的“1”区“1”带和长臂的“1”区“1”带。

考点： 描述 1p32 表示的带

描述一特定带时需要写明 4 个内容：①染色体序号；②臂的符号；③区的序号；④带的序号。这些内容按顺序书写，不用间隔或加任何标点符号。例如：1p32 表示第 1 号染色体，短臂，3 区，2 带（图 3-8）。

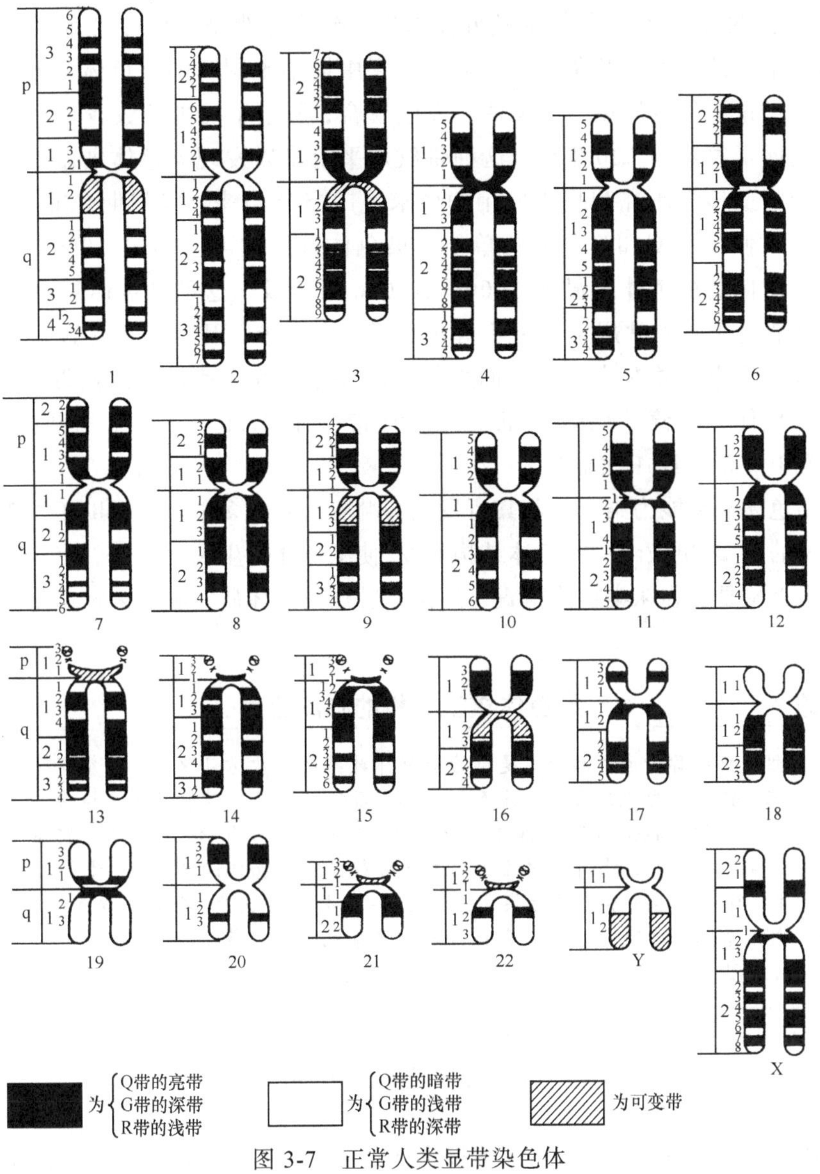

为 Q带的亮带 G带的深带 R带的浅带

为 Q带的暗带 G带的浅带 R带的深带

为可变带

图 3-7　正常人类显带染色体

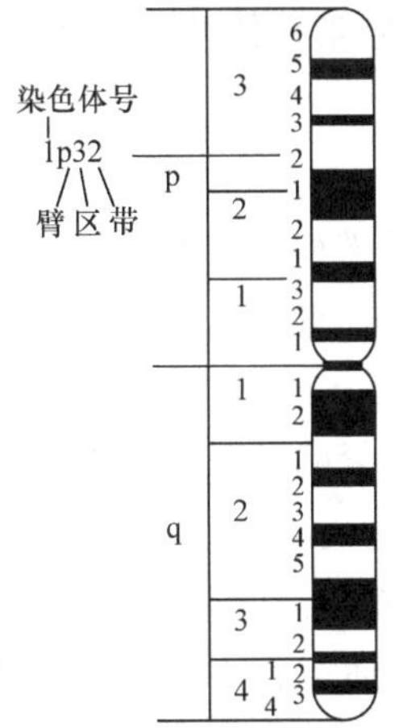

图 3-8　显带染色体区带命名

3. 高分辨显带染色体　染色体显带技术进入到高分辨染色体显带水平，大大提高了对染色体微小结构改变的分析能力。一般用分裂中期细胞制备的染色体，此时染色体螺旋化程度最高，因此染色体最短，带纹往往发生融合，所显示的带纹数较少。一般中期一套单倍体的染色体带纹数为 320 条带。这种带纹水平上难以发现染色体细微的结构畸变，不能满足人类细胞遗传学研究和临床应用的要求。1975 年以来，尤尼斯(Yunis)等建立起高分辨显带技术，使早中期和晚前期的单倍体染色体带纹数可达 550～850 条带《ISCN》(1981)，更早时期的染色体可显现 3000～10 000 条带纹，这种染色体被称作高分辨染色体。高分辨显带是在原来常规基础上再分出亚带、次亚带，因而其描述的方法就是在原带序号的后面加小数点，并在小数点后面加新带的序号，称为亚带、次亚带。例如：1p31.1 表示第 1 号染色体，短臂，3 区，1 带，第 1 亚带；1p31.11 表示第 1 号染色体，短臂，3 区，1 带，第 1 亚带，第 1 次亚带。

高分辨染色体显带能为染色体及其所发生的畸变提供更多细节，有助于发现一些常规显带所不能反映的更多、更微细的染色体结构畸变，使染色体发生畸变的断裂点定位更加准确。因此这一技术无论是在临床染色体检查，还是在肿瘤染色体研究和基因定位中都有广泛的应用价值。

知识链接　**染色体核型分析的临床应用**

染色体核型分析也称染色体检查，是确诊染色体疾病的主要方法之一。如急慢性白血病、骨髓增生异常综合征(MDS)、唐氏综合征、先天性畸形、习惯性流产、不孕不育等疾病。除取患者的外周血和身体的各种组织细胞进行现症患者的染色体检查外，还可取胎儿的皮肤、脐带血、绒毛和羊水中胎儿脱落细胞，以及孕妇外周血中的胎儿细胞进行产前染色体诊断。染色体异常严重影响人类健康和质量，对疑有染色体异常者进行染色体核型分析，对指导优生、提高人口素质具有重要意义。本节案例 3-1 中，患儿被诊断为唐氏综合征，发生了染色体数目异常，比正常人多一条 21 号染色体，核型为 47，XY，+21，如孕期早做诊断可中断妊娠，避免此悲剧的发生。

五、性 染 色 质

性染色质(sex chromatin)是间期细胞核中性染色体的异染色质部分显示出来的一种特殊结构。人类性染色体有 X 染色体和 Y 染色体两种，所以性染色质也有 X 染色质和 Y 染色质两种。

(一) X 染色质

1949 年，巴尔(Barr)等发现在雌猫神经元间期核的核膜内侧缘有一个染色很深的浓缩小体，而在雄猫细胞中却没有。进一步研究发现，除了猫以外，其他雌性哺乳类动物(包括人类)也同样有这种显示性别差异的结构。

正常女性体细胞的间期细胞核中紧贴核膜内缘有一个染色较深、直径约为 1μm 的椭圆形小体，称 X 染色质，也称 X 小体或巴氏小体(Barr 小体)(图 3-9)。

正常女性体细胞中有两条 X 染色体，正常男性仅有一条 X 染色体，由于 X 染色体上有许多 X 连锁基因，因此，男性和女性体细胞中 X 染色体的基因数量存在差异，但是男性和女性 X 连锁基因产物的数量却保持在相同水平上。1961 年英国的遗传学家赖昂(Lyon)提出了

X 染色体失活的假说，即赖昂假说，揭示了其中原因，其要点如下。

1. 剂量补偿　正常女性体细胞中有两条 X 染色体，只有一条具有转录活性，另一条失去活性，在间期细胞核中螺旋化而呈异固缩状态，形成 X 染色质。这样男、女体细胞中都只有一条 X 染色体有转录活性，所以男、女体细胞中的 X 连锁基因产物在数量上就基本相等，称为剂量补偿。失活的 X 染色体呈现异固缩状态而形成 X 染色质，这种现象称为 X 染色质阳性。研究表明，当细胞内 X 染色体数目超过两条时，仍只有一条保持活性，其余都失活成为 X 染色质。因此，一个细胞中 X 染色质数目=X 染色体数目−1。如 XX 者有 1 个 X 染色质(2−1=1)；XXX 者有 2 个 X 染色质(3−1=2)。正常男性只有 1 条 X 染色体，所以无 X 染色质。

但是，研究发现，失活的 X 染色体上的基因并非都失去了活性，有一部分基因仍保持其转录活性。因此，X 染色体数目异常的个体在表现型上有别于正常个体，出现多种异常临床症状。如 47，XXY 的个体不同于 46，XY(正常男性)的个体。

2. 随机失活　女性的 2 条 X 染色体，一条来自父亲，另一条来自母亲，失活的 X 染色体可以来自父亲，也可以来自母亲，是随机发生的。

3. 失活发生在胚胎早期　例如人类大约在妊娠 16 天时发生失活，在此之前所有细胞中的 X 染色体都是具有活性的。

(二)Y 染色质

正常男性的间期细胞用荧光染料染色后，在细胞核内可出现一个圆形或椭圆形的强荧光小体，直径约为 0.3μm，称为 Y 染色质或 Y 小体(图 3-9)。这是由于 Y 染色体长臂远端 2/3 的区段为异染色质，被荧光染料染色后可发出荧光。这是男性细胞中特有的，女性细胞中不存在。细胞中 Y 染色质数目等于 Y 染色体数目。例如：核型为 46，XY 的个体，细胞核中有 1 个 Y 染色质；核型为 47，XYY 的个体，细胞核中有 2 个 Y 染色质。

考点： X 染色质与 X 染色体间的数目关系，Y 染色质与 Y 染色体间的数目关系

性染色质检查在性别鉴定中有重要作用，临床上也可用于诊断性染色体数目异常的疾病。

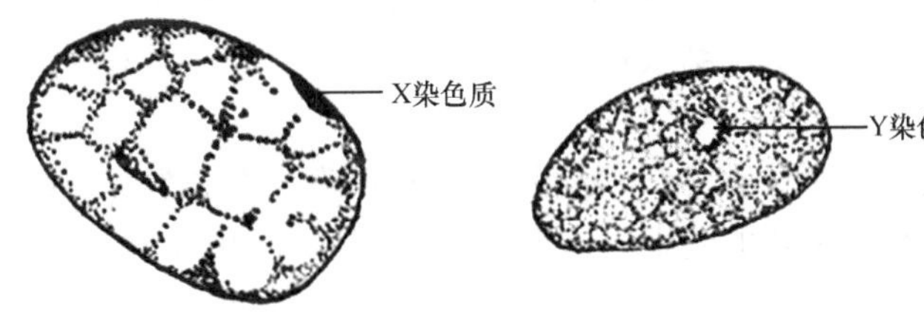

图 3-9　X 染色质和 Y 染色质

知识链接　**性染色质检查的临床应用**

性染色质检查主要用于两性畸形或性染色体数目异常所致疾病的初步诊断和产前诊断，但确诊仍需依靠染色体检查。可采取口腔上皮、阴道黏膜、皮肤、脐带血、绒毛和羊水中胎儿脱落细胞进行检查。例如：先天性卵巢发育不全综合征(Turner 综合征)，患者核型为 45，X，其 X 染色质和 Y 染色质均呈阴性；先天性睾丸发育不全综合征(Klinefelter 综合征)，患者核型为 47，XXY，其 X 染色质和 Y 染色质均呈阳性；XYY 综合征，患者核型为 47，XYY，无 X 染色质，有 2 个 Y 染色质。

第3节 基因与染色体的关系

案例 3-2

1988—2002 年的 14 年间，在我国甘肃省白银市有 11 名女性惨遭入室杀害。2016 年 8 月 26 日，杀人嫌疑犯高某落网。警方采用了 Y-DNA 染色体检测，确定犯罪嫌疑人。因为同一父系的所有男性个体——兄弟、父子、叔侄、堂兄弟和祖孙等都具有同源的 Y 染色体。高某一位堂叔的 DNA，因行贿罪被录入数据库中，警方发现其 Y-DNA 染色体特征值与白银案疑犯的类似，由此在其家族内展开排查，最后发现与高氏家族的成员高某高度吻合。

问题：Y 染色体是如何遗传的？

知识链接

染色体与基因

染色体一词于 1888 年由 Waldeyer 最先提出。对于人类染色体的研究经历了相当漫长的过程，1956 年确定了人类体细胞的染色体数目为 46 条后，才真正开始了对染色体进行更科学、系统地研究，提出染色体是携带遗传物质 DNA 的“基因之舟”，由它携带的一幅幅精致而复杂的“基因密码图”，负载着个体的全部遗传信息，控制着生物的遗传性状、生长繁殖，如同一幅幅建筑蓝图，规划着建筑物的结构、造型和功能。因此，科学家形象地将其喻为“生命蓝图”。基因的千变万化让地球生命得以多姿多彩。

一、减数分裂和配子形成

(一)减数分裂

减数分裂是有性生殖细胞形成过程中发生的一种特殊的有丝分裂方式，整个过程 DNA 只复制一次，细胞连续分裂两次，结果形成 4 个子细胞，子细胞的染色体数目比母细胞减少一半，因此称为减数分裂。

减数分裂包括减数第一次分裂(减数分裂Ⅰ)和减数第二次分裂(减数分裂Ⅱ)(图 3-10)。在两次分裂之间，一般有一短暂的间期，在此间期中不进行 DNA 的复制。

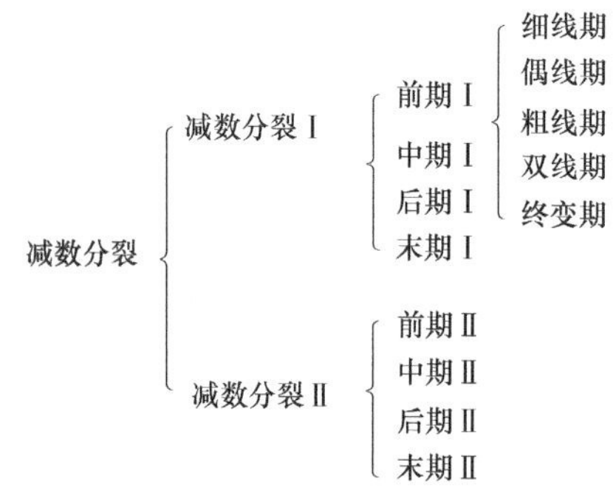

图 3-10 减数分裂第一次分裂和第二次分裂

1. 减数第一次分裂(减数分裂Ⅰ) 减数分裂过程与有丝分裂相似，细胞在分裂之前也有一个间期，完成 DNA 的复制，接着进入减数分裂Ⅰ。减数分裂Ⅰ过程比较复杂，包括前期Ⅰ、中期Ⅰ、后期Ⅰ及末期Ⅰ4 个分期。

（1）前期Ⅰ：前期Ⅰ是减数分裂过程中最复杂的时期，根据染色体的形态变化特点可分为 5 个不同时期。

1）细线期：细胞核中的染色体呈细线状。此时染色体的复制已经完成，每条染色体含有两条姐妹染色单体，但在光镜下看不出姐妹染色单体，所以每条染色体呈一条细线。

2）偶线期：此期同源染色体发生联会。同源染色体是指大小、形态、结构都相同的一对染色体，一条来自父方，另一条来自母方。同源染色体靠近配对的现象称为联会。联会的结果，每对同源染色体形成 1 个二价体。人类正常体细胞有 23 对同源染色体，形成 23 个二价体。

3）粗线期：染色体进一步螺旋化，变短增粗。在光镜下可以看到每一条染色体含有两条姐妹染色单体，称为二分体。每个二价体由两条同源染色体组成，每一条染色体有两条姐妹染色单体。这样，一个二价体共有 4 条染色单体，称为四分体。两条同源染色体的染色单体之间互称为同源非姐妹染色单体。此期，同源非姐妹染色单体之间发生片段交换，导致遗传物质发生重组。粗线期的过程一般较长，人的粗线期约为 16 天。粗线期的核仁仍然很大。

4）双线期：染色体进一步变短变粗，联会的同源染色体开始相互排斥而发生分离，但在交叉点处仍然连在一起，所以两条同源染色体并未完全分开。随着时间的推移，交叉点逐渐向两端移动，称为交叉端化。

人和许多动物，减数分裂可以在双线期停留很长时间。例如，人的初级卵母细胞在胚胎发育晚期开始进行减数分裂至双线期，一直到出生后排卵前都停留在此期。双线期的核仁体积缩小。

5）终变期：染色体高度螺旋化，变得更短更粗，并移至核的周边区。核膜、核仁消失。两对中心粒分别向细胞两极移动，纺锤体形成。交叉端化进一步发展，交叉数目减少，往往只有二价体的末端连在一起。此时每个细胞含有 $2n$ 个二分体。

（2）中期Ⅰ：同源染色体以二价体形式排列在赤道面上。纺锤丝与着丝粒区的着丝点相连。这时，二价体仍有交叉存在。

（3）后期Ⅰ：二价体中的同源染色体彼此分开，在纺锤丝的牵拉下分别移向细胞两极，细胞每一极仅拥有同源染色体中的一条，即二分体。非同源染色体以自由组合的方式移向两极，因此到达两极的染色体会出现众多的组合方式。

（4）末期Ⅰ：染色体到达细胞两极后，解旋形成细丝状的染色质。核膜、核仁重新出现。同时进行细胞质的分裂，形成两个子细胞。子细胞中的染色体数目减少了一半。此时每条染色体即为一个二分体，含有 2 个 DNA 分子，每个子细胞各有 n 个二分体。

2. 减数第二次分裂（减数分裂Ⅱ）　减数分裂Ⅰ完成后，细胞经过短暂的间期，此期 DNA 不复制，中心粒复制，随即进入减数分裂Ⅱ。减数分裂Ⅱ过程与有丝分裂过程非常相似。

（1）前期Ⅱ：染色质螺旋形成染色体。每条染色体由两条姐妹染色单体组成，即二分体。每个细胞只有 n 条染色体（二分体）。纺锤体形成。核膜、核仁消失。

（2）中期Ⅱ：染色体（二分体）排列在赤道面上，形成赤道板。

（3）后期Ⅱ：二分体的着丝粒纵裂，姐妹染色单体分开，形成两条染色体，在纺锤丝的牵引下分别移向细胞两极。此时每条染色体含有 1 个 DNA 分子，即单分体。每个细胞含有 $2n$ 个单分体。

（4）末期Ⅱ：染色体到达细胞两极后，解旋形成染色质。纺锤体消失。核膜、核仁重新出

考点：减数分裂的概念及各期特点

现。细胞质分裂，形成两个子细胞。每个子细胞含有 n 个单分体。这样，1 个母细胞最后形成 4 个子细胞，每个子细胞中染色体数目是母细胞的一半(图 3-11)。

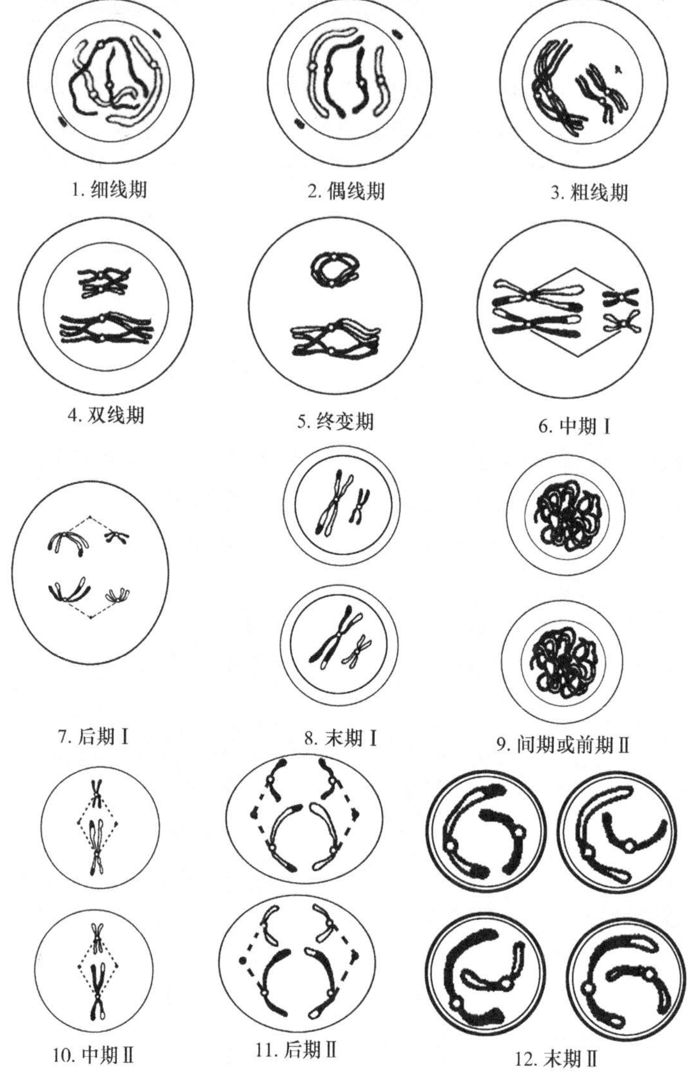

图 3-11　减数分裂

3. 减数分裂的生物学意义

(1)保证人类染色体数目的相对稳定。减数分裂使子细胞染色体数目减半，产生单倍体的生殖细胞，即精子和卵子都是单倍体(n=23)。受精时精卵结合形成受精卵，又恢复为原来的二倍体($2n$=46)，从而使子代获得了双亲的遗传物质，世代细胞的染色体数目不变，保证了亲代和子代之间遗传物质的相对稳定。

(2)遗传学三大规律的细胞学基础。减数分裂中同源染色体的分离是分离规律的细胞学基础，非同源染色体的自由组合是自由组合规律的细胞学基础，同源染色体的联会和同源非姐妹染色单体间的交换是连锁与互换规律的细胞学基础。

(3)遗传多样性、复杂性的细胞学基础。减数分裂过程中，同源染色体分离，非同源染色体自由组合进入不同的生殖细胞，大大增加了生殖细胞的种类。人类细胞中有 23 对染色体，

可形成 $2^{23}=8\ 388\ 608$ 种不同的生殖细胞。如果再考虑同源非姐妹染色单体间的交换，那么形成的配子种类将会更多。随机受精后，子代变异自然更多，从而表现出人类遗传的多样性和复杂性。

考点：减数分裂的生物学意义

4. 有丝分裂与减数分裂的主要异同点 见表 3-2。

表 3-2 有丝分裂与减数分裂的主要异同点

比较项目	有丝分裂	减数分裂
染色体复制次数	1 次	1 次
子细胞类型	体细胞	生殖细胞
分裂次数	1 次	2 次
子细胞数目	2 个	4 个
子细胞染色体数	不变	减半
联会、交叉互换	无	有

考点：有丝分裂与减数分裂的主要异同点

知识链接

减数分裂口诀

减数分裂有点繁，抓住前Ⅰ是关键；
偶线同源来联会，恰似男女结姻缘；
粗线夫妻换片段，从此生活比蜜甜；
双线夫妻要道别，难舍难分赤道面；
赤道面上同源别，数目减半各一边；
二次分裂同有丝，排板接着粒裂匆；
姐妹道别分两极，再次质缢各东西。

（二）配子发生

配子发生是指精子和卵子的形成过程。两者的形成虽然有一些差异，但是却具有一个共同的特点，即在成熟期都要进行减数分裂。

1. 精子发生 从精原细胞发育为精子的过程称为精子发生，需 64～72 天。精子发生在男性睾丸中进行，经历增殖期、生长期、成熟期和变形期 4 个时期（图 3-12）。男性从青春期性成熟起，睾丸开始持续产生精子。

（1）增殖期：男性的睾丸曲细精管上皮中有许多精原细胞，青春期性成熟后精原细胞经过有丝分裂增殖，数目增多。精原细胞的染色体数目与其他体细胞一样，都是二倍体（$2n$）。人的精原细胞有 23 对（46 条）染色体。

（2）生长期：精原细胞经过多次增殖后，一部分精原细胞继续增殖，以维持精原细胞的数量，另一部分精原细胞则停止增殖，进入生长期，细胞体积增大，成为初级精母细胞。此时 DNA 已复制，每条染色体是二分体。其染色体数仍为二倍体（$2n$）。

（3）成熟期：初级精母细胞开始进行减数分裂，每个初级精母细胞经过减数分裂Ⅰ形成 2 个次级精母细胞，次级精母细胞染色体数目减少一半，成为单倍体（n=23）。每个次级精母细胞再经过减数分裂Ⅱ形成 2 个精细胞，精细胞也是单倍体，其染色体数仍为 23 条，但此时每条染色体是单分体。这样，1 个初级精母细胞经过减数分裂后，形成 4 个精细胞，每个精细胞中染色体数目减少一半，其中 2 个精细胞核型是 23，X；另 2 个精细胞核型是 23，Y。

考点：精子发生过程

(4) 变形期：精细胞经过形态的改变，变为成熟的精子。精子一般为蝌蚪状，由头部、颈部和尾部构成。

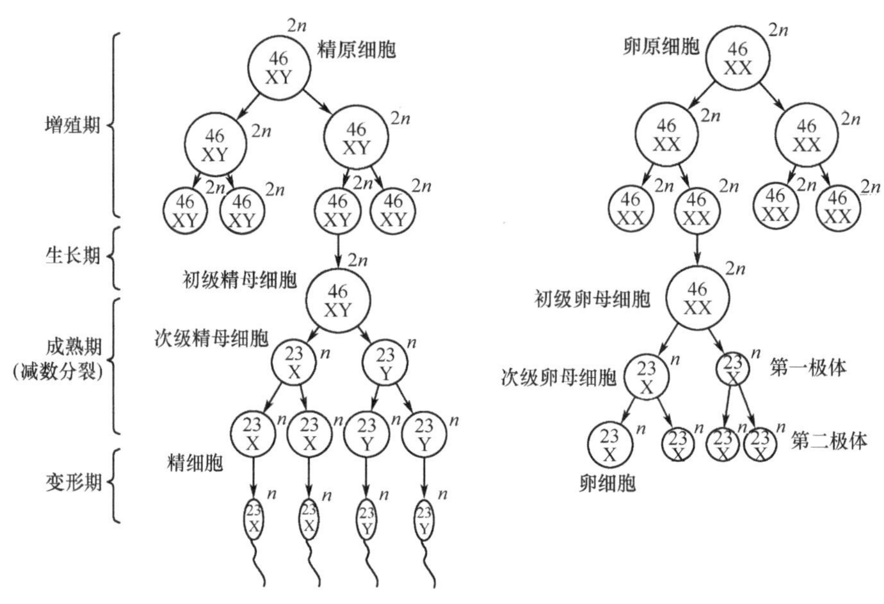

图 3-12　人类精子和卵子发生

知识链接　父亲年龄效应

男性在青春期性成熟后，睾丸中的精原细胞不断增殖、生长，并通过减数分裂形成精细胞，再经过变形后形成精子。精子的数量很大，每次排精 3 亿～5 亿个精子。随着父亲年龄的增长，细胞分裂的次数增多，DNA 复制的次数就多，发生 DNA 编码错误的风险就越高，并且环境污染及接触有害物质均可造成精子的老化和畸形。因此，出生单基因显性遗传病及染色体异常患儿的风险也将增高，此为父亲年龄效应。

2. 卵子发生　从卵原细胞发育为卵子的过程称为卵子发生。卵子发生在女性卵巢中进行，基本过程与精子发生相似，但没有变形期(图 3-11)。女性从青春期到绝经期，每月排一次卵。

(1) 增殖期：女性卵巢的生发上皮中有卵原细胞，经过有丝分裂，卵原细胞的数目不断增加。卵原细胞染色体数也是二倍体($2n$)。人的卵原细胞有 23 对(46 条)染色体。卵原细胞的增殖在胚胎期 6 个月左右完成。

(2) 生长期：卵原细胞经过生长，体积增大，成为初级卵母细胞。此时 DNA 已复制，每条染色体是二分体。其染色体数仍为二倍体($2n$)。

(3) 成熟期：初级卵母细胞进行减数分裂，每个初级卵母细胞经过减数分裂Ⅰ形成 1 个体积较大的次级卵母细胞和 1 个体积很小的第一极体，细胞内染色体数目减少一半，成为单倍体。每个次级卵母细胞再经过减数分裂Ⅱ又形成 1 个体积较大的卵细胞(卵子)和 1 个体积很小的第二极体。同时，第一极体也进行减数分裂Ⅱ，产生两个体积相等的第二极体。第二极体不能继续发育而逐渐退化、消失。卵细胞和极体都是单倍体，其染色体数仍为 23 条，但此时每条染色体是单分体。这样，1 个初级卵母细胞经过减数分裂后，形成 1 个卵细胞和 3 个极体，染色体数目减少一半，核型均为 23，X。

人的卵子发生过程中，卵原细胞的增殖是在胚胎发育早期的卵巢中进行的，胚胎发育晚期，卵原细胞就会发育形成初级卵母细胞，并开始减数分裂，但停止在减数分裂前期Ⅰ的双线期。出生后，大部分初级卵母细胞退化，只有大约400个能继续发育。从出生到青春期前，初级卵母细胞处于静止状态，性成熟后，初级卵母细胞分期分批发育，每月一般仅有1个初级卵母细胞完成减数分裂Ⅰ，形成1个次级卵母细胞和1个第一极体，次级卵母细胞进入减数分裂Ⅱ并停留在中期Ⅱ，受精后它才完成减数分裂Ⅱ，形成卵细胞和第二极体。如果未受精，次级卵母细胞就不能完成减数分裂Ⅱ，而是在24小时内退化死亡。所以，成熟女性的排卵实际上是排出一个停留在减数分裂中期Ⅱ的次级卵母细胞和第一极体。

考点：卵子发生过程

知识链接　母亲年龄效应

女婴从出生到青春期前，卵巢中的初级卵母细胞始终停留在减数分裂前期Ⅰ的双线期，部分初级卵母细胞停留的时间更长，可达50年之久。随着母亲年龄的增长，卵子发生过程中所承受的各种有害物质的影响也越大，这些因素都会导致卵细胞异常，如减数分裂时染色体不分离，使卵细胞染色体数目异常，受精后发育成染色体异常的后代。因此，母亲年龄增长，出生染色体异常患儿的风险将会增高，此为母亲年龄效应。如唐氏综合征，一般是由于患者母亲减数分裂形成卵子时发生21号染色体的不分离所致。随着孕妇年龄增长该病发病率增加，尤其当孕妇年龄大于35岁时，发病率明显增高。

二、受精作用

在生物体的有性生殖过程中，精子和卵子通常要融合在一起，才能发育成新个体。精子与卵子融合成为受精卵的过程，称受精作用(fertilization)。在受精作用进行时，通常是精子的头部进入卵子，尾部留在外面。紧接着，在卵子的细胞膜外面出现一层特殊的膜，以阻止其他精子再进入。精子的头部进入卵子后不久，里面的细胞核就与卵子的细胞核相遇，使彼此的染色体会合在一起。这样，受精卵中的染色体数目又恢复到体细胞中的数目，其中有一半的染色体来自精子(父方)，另一半的来自卵子(母方)。由此可见，对于进行有性生殖的生物来说，减数分裂和受精作用对于维持每种生物前后代体细胞中染色体数目的恒定，对于生物的遗传和变异，都是十分重要的。

三、染色体是基因的载体

染色质和染色体是细胞内易被碱性染料着色的物质，是遗传信息的载体。在细胞分裂间期，染色质伸展成细丝状，常呈网状不规则的结构；在细胞分裂期，细丝状的染色质高度螺旋、折叠，变短变粗，形成条状或棒状的染色体。所以，染色质和染色体是同一种物质在细胞周期不同时期的两种不同表现形式。间期的染色质有利于遗传信息的复制和表达，分裂期的染色体有利于遗传物质的平均分配。

(一)染色质的化学组成

染色质的主要化学成分包括DNA、组蛋白、非组蛋白和少量RNA。其中DNA与组蛋白的含量较为稳定，非组蛋白与RNA的含量则随细胞生理状态的不同而变化。

(二)染色质的结构

染色质的基本结构单位是核小体。核小体由5种组蛋白和200个左右的碱基对(bp)的DNA组成。其中组蛋白H_2A、H_2B、H_3、H_4各由2个分子组成一个八聚体核心，DNA分子

（约 140bp）在其外围缠绕 1.75 圈，形成直径为 11nm 的核小体。相邻核小体之间由 DNA 分子（约 60bp）相连，故 DNA 长度被压缩至 1/7。组蛋白 H_1 位于 DNA 进出核心的结合处，功能与染色质的浓缩有关。

许多核小体通过一条 DNA 分子串连起来，形成一条串珠链，构成染色质的一级结构。每 6 个核小体螺旋 1 周，绕成中空管状结构，构成染色质的二级结构——螺线管，DNA 长度压缩为核小体串珠链的 1/6。螺线管再次螺旋构成染色质的三级结构——超螺线管，DNA 长度压缩为螺线管的 1/40。超螺线管再次螺旋折叠形成染色单体，即染色质的四级结构。

从 DNA 分子到形成染色体经历了四级包装及压缩，其长度压缩为原来的 1/8400。例如，人的每条染色体 DNA 分子平均长 5cm，而分裂期的染色体只有几微米。

考点：染色质与染色体的关系，染色质的基本结构，染色体、DNA 和基因三者的关系

（三）染色体、DNA 和基因的关系

每一条染色单体含有 1 个 DNA 分子，因此，染色体是 DNA 的载体。DNA 是遗传物质，基因是具有某种特定遗传效应的 DNA 片段，其化学本质是 DNA。因此，染色体、DNA 和基因三者的关系是：基因位于 DNA 分子上，DNA 位于染色体上，即基因位于染色体上，基因在染色体上呈线性排列。所以说染色体不仅是 DNA 的载体，也是基因的载体，在减数分裂时，DNA 伴随着染色体的行动而行动，基因必然也伴随着染色体的行动而行动。

知识链接　**基因在染色体上**

提出基因在染色体上假说的是萨顿，但证明基因在染色体上的是美国遗传学家摩尔根。摩尔根和他的学生们通过果蝇的杂交实验，于 1910 年发现了连锁与互换定律，并于 1926 年发表了《基因论》，提出了基因在染色体上呈线性排列的理论，为现代遗传学奠定了细胞学基础。摩尔根因在发现遗传中染色体所起的作用，于 1933 年获得诺贝尔生理学或医学奖，成为第一个以遗传学领域的贡献而获得诺贝尔奖的科学家。

小　结

细胞增殖是通过细胞分裂实现的。有丝分裂将遗传物质平均分配到两个子细胞中，使细胞保持遗传上的稳定性和一致性。

正常人体细胞中有 23 对染色体，分为 7 个组，其中 22 对常染色体，男女均有，另外 1 对为性染色体，男女不同，男性为 XY，女性为 XX。X 染色体归入 C 组，Y 染色体归入 G 组。正常男性核型为 46，XY；正常女性核型为 46，XX。性染色质是间期细胞核中性染色体的异染色质部分显示出来的一种特殊结构，包括 X 染色质和 Y 染色质。细胞中 X 染色质数目=X 染色体数目−1；Y 染色质数目=Y 染色体数目。

减数分裂使子细胞中染色体数目减半，产生单倍体的生殖细胞，精卵结合形成的受精卵又恢复为二倍体，从而使子代继承了双亲的遗传物质，保证了亲代与子代之间染色体数目的恒定，使遗传性状保持相对稳定。同时，由于配子的多样性和受精的随机性，同一双亲的后代又呈现多样性。减数分裂是生物遗传与变异的细胞学基础。染色质和染色体是同一种物质在细胞周期不同时期的两种不同表现形式。染色质的基本结构单位是核小体。染色体、DNA 和基因三者的关系是：基因位于 DNA 分子上，DNA 位于染色体上，即基因位于染色体上，所以说染色体不仅是 DNA 的载体，也是基因的载体。

自 测 题

一、名词解释

1. 细胞周期　2. 姐妹染色单体
3. 核型　4. 减数分裂
5. 同源染色体　6. 联会

二、填空题

1. S 期的特点是__________。

2. 有丝分裂一次，1 个细胞可形成__________个子细胞，子细胞中染色体的数目是__________，减数分裂一次，1 个细胞可形成__________个子细胞，子细胞中染色体的数目是__________。

3. 人类染色体可以分为__________组，其中 X 染色体分在__________组，Y 染色体分在__________组。

4. 正常男性核型为__________，正常女性核型为__________。

5. 精子的核型为__________、__________，卵子的核型为__________。

6. 染色质的基本结构单位是__________。

三、单选题

1. 细胞增殖周期的正确顺序是(　　)

A. G_1期 ⟶ M 期 ⟶ G_2期 ⟶ S 期
B. G_1期 ⟶ G_2期 ⟶ M 期 ⟶ S 期
C. G_1期 ⟶ S 期 ⟶ G_2期 ⟶ M 期
D. G_1期 ⟶ S 期 ⟶ M 期 ⟶ G_2期
E. G_1期 ⟶ M 期 ⟶ S 期 ⟶ G_2期

2. DNA 的复制发生于细胞周期中的(　　)

A. 间期
B. 前期
C. 中期
D. 后期
E. 末期

3. 细胞分裂时，核膜消失和重现发生在(　　)

A. 前期、后期
B. 中期、末期
C. 后期、末期
D. 前期、末期
E. 中期、后期

4. 细胞有丝分裂时，染色质形成染色体与染色体恢复染色质，分别发生在(　　)

A. 前期、后期
B. 中期、末期
C. 后期、末期
D. 前期、末期
E. 中期、后期

5. 染色体排列在赤道面上，发生在(　　)

A. 前期
B. 中期
C. 后期
D. 末期
E. 间期

6. 染色体看得最清楚的时期是(　　)

A. 前期
B. 中期
C. 后期
D. 末期
E. 间期

7. 1 条染色单体含有(　　)

A. 2 个双链 DNA
B. 1 个双链 DNA
C. 4 个双链 DNA
D. 1 个单链 DNA
E. 2 个单链 DNA

8. 着丝粒位于染色体纵轴的 5/8～7/8 处属于(　　)

A. 中央着丝粒染色体

B. 亚中着丝粒染色体

C. 近端着丝粒染色体

D. 远端着丝粒染色体

E. 端着丝粒染色体

9. 正常人体细胞具有的染色体是(　　)

A. 44 条常染色体，2 条性染色体

B. 45 条常染色体，1 条 X 染色体

C. 46 条常染色体

D. 45 条常染色体，1 条 Y 染色体

E. 46 条常染色体，2 条性染色体

10. 一男性患者，X 染色质检查阳性，体细胞中看到 3 个 X 染色质；Y 染色质检查阳性，可见到 1 个 Y 染色质。该患者体细胞的性染色体组成为(　　)

A. 3 条 X 染色体，1 条 Y 染色体

B. 4 条 X 染色体，1 条 Y 染色体

C. 4 条 X 染色体，2 条 Y 染色体

D. 2 条 X 染色体，2 条 Y 染色体

E. 2 条 X 染色体，1 条 Y 染色体

11. 同源染色体联会发生在(　　)

A. 细线期

B. 偶线期

C. 粗线期

D. 双线期

E. 终变期

12. 每个二价体含有染色单体(　　)

A. 1 条

B. 2 条

C. 3 条

D. 4 条

E. 5 条

13. 同源非姐妹染色单体间发生交换是在(　　)

A. 细线期

B. 偶线期

C. 粗线期

D. 双线期

E. 终变期

14. 减数分裂时，同源染色体分离发生在(　　)

A. 中期Ⅰ

B. 中期Ⅱ

C. 前期Ⅱ

D. 后期Ⅰ

E. 后期Ⅱ

15. 减数分裂时，姐妹染色单体分离发生在(　　)

A. 后期Ⅰ

B. 后期Ⅱ

C. 中期Ⅱ

D. 末期Ⅱ

E. 末期Ⅰ

16. 下列人类细胞中染色体为 23 条的是(　　)

A. 体细胞

B. 卵原细胞

C. 初级卵母细胞

D. 卵细胞

E. 受精卵

17. 基因的化学本质是(　　)

A. DNA

B. RNA

C. 蛋白质

D. 氨基酸

E. 核酸

四、简答题

1. 简述有丝分裂各期的特点。

2. 简述人类染色体的分类依据及类型。

3. 简述减数分裂各期的主要特点。

4. 比较有丝分裂与减数分裂的主要异同点。

5. 简述精子和卵子的发生过程。

6. 简述染色体、DNA 和基因三者的关系。

（王建春　孙宁宁）

第4章 遗传的基本规律

引 言

子女的相貌往往与父母的很相似，这是因为子女身体上的许多性状都是从父母那里遗传而来的。所谓性状(character)是指生物体所具有的形态结构特点和生理生化特征的总称。如人眼睑的形态、豌豆种子的形状等。那么，这些性状是如何遗传的呢?

第1节 基因的分离规律

案例 4-1

小张夫妻两人的眼睛都是双眼皮，他们生有一双儿女，儿子 5 岁了，是单眼皮，女儿刚满 6 个月，也是单眼皮。夫妇两人都感到很疑惑，前来咨询。

问题： 你能帮他们解释出现这种现象的原因吗?

人们对遗传问题的研究，是从观察生物性状开始的。孟德尔通过豌豆杂交实验，首先总结出遗传学的两大规律——基因的分离规律和自由组合规律，成为现代遗传学的奠基人。

知识链接

现代遗传学之父——孟德尔

孟德尔(G. J. Mendel，1822—1884)(图 4-1)，奥地利人，遗传学奠基人，因家境贫寒，21 岁进入修道院成为修道士。他自幼酷爱自然科学，从 1857 年起，孟德尔利用修道院一小块园地，种植豌豆、玉米等多种植物用于杂交实验，其中成绩最突出的是豌豆杂交实验。经过连续 8 年的不懈努力，于 1865 发表了著名的论文《植物杂交实验》，揭示了遗传学的两大基本规律：分离规律、自由组合规律。遗憾的是，由于孟德尔的研究成果在当时过于超前，并没有引起主流科学界的注意。直到孟德尔去世 16 年后的 1900 年，有三位科学家在各自的研究中几乎同时“重新发现”了孟德尔遗传规律，才引起科学界的重视和公认。从此，遗传学的研究快速发展起来，孟德尔也被后人尊称为“现代遗传学之父”。

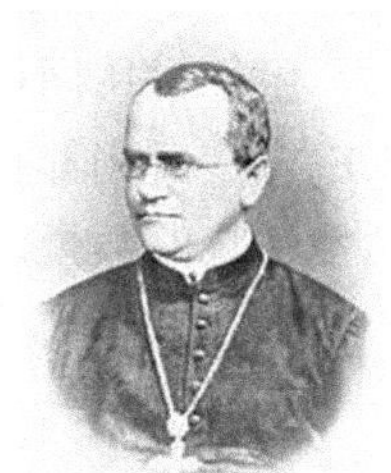

图 4-1 孟德尔

孟德尔选用豌豆作为杂交实验材料，运用科学的研究方法并经过实验数据的统计学处理是他成功的关键。豌豆具有以下两个优点：一是在自然条件下自花(闭花)授粉，没有自然杂交的可能性，便于人工异花授粉(图 4-2)，从而保证杂交实验结果准确可靠；二是豌豆具有稳定的、容易区分的相对性状，便于观察。相对性状(relative character)是指同一性状在同种生

考点：性状、相对性状

物的不同个体间所表现出来的相对差异。例如，对豌豆种子的形状而言，圆滑和皱缩是一对相对性状；对人的眼睑而言，单眼皮和双眼皮是一对相对性状。

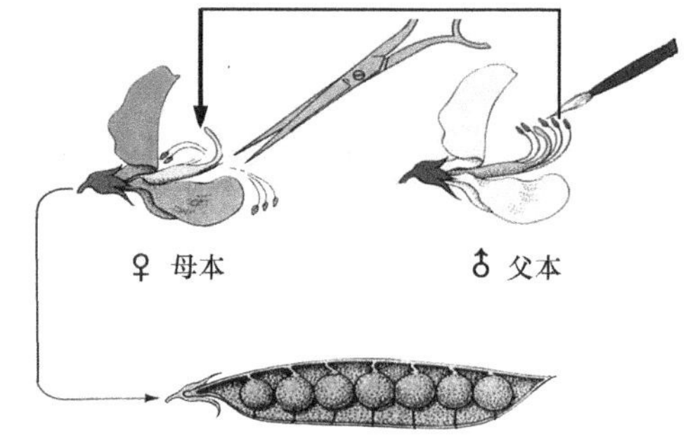

图 4-2　豌豆人工异花授粉

一、一对相对性状的豌豆杂交实验

孟德尔首先选用了纯种的圆滑豌豆和纯种的皱缩豌豆作为亲本（用 P 表示）进行杂交（用×表示），杂交后产生的第一代便是子一代（用 F_1 表示）。孟德尔发现，无论是用圆滑豌豆还是皱缩豌豆作父本或母本，实验结果子一代的种子全部为圆滑豌豆，没有皱缩豌豆（图 4-3）。

为什么子一代种子都是圆滑的而没有皱缩的呢？

带着疑惑，孟德尔把得到的 F_1 圆滑豌豆种子播种生长，并让它们自交，即自花授粉，得到的种子即子二代（用 F_2 表示），结果孟德尔惊奇地发现：子二代中既有圆滑的，也有皱缩的。

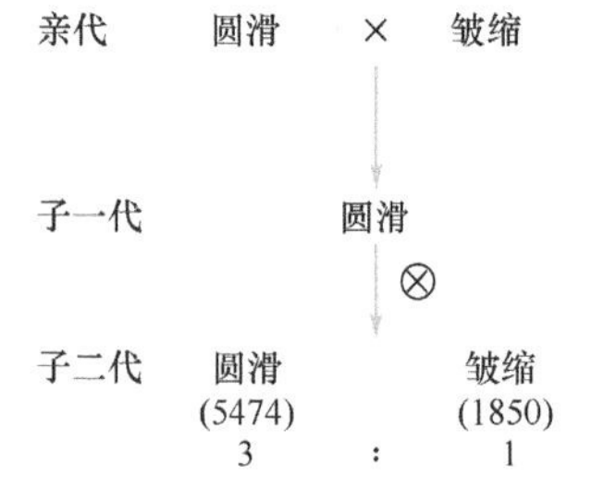

图 4-3　圆滑豌豆和皱缩豌豆杂交实验

原来皱缩性状在 F_1 中只是隐而未现！孟德尔把 F_1 中表现出来的亲本性状称为显性性状（dominant character），如圆滑；把 F_1 中没有表现出来的亲本性状称为隐性性状（recessive character），如皱缩。像这样，亲代的一对相对性状（即圆滑和皱缩）在子二代的不同个体中同时表现出来的现象称为性状分离（segregation）。孟德尔把 F_2 得到的 7324 粒种子进行分类统计，结果发现，圆滑的有 5474 粒，皱缩的有 1850 粒，圆滑与皱缩的数量之比为 2.96∶1，二者比例接近 3∶1（图 4-3）。

孟德尔用同样的方法对其他几对相对性状进行了杂交实验，均得到了相似的实验结果：①F_1 只表现出显性性状，不表现隐性性状；②F_2 中都出现了性状分离现象。而且显性性状与隐性性状的数量之比都接近于 3∶1（表 4-1）。

表 4-1　孟德尔的豌豆 7 对相对性状杂交结果

性状类别	亲代相对性状	F_1 性状表现	F_2 性状表现（数目）	比例
种子形状	圆滑×皱缩	圆滑	圆滑（5474）、皱缩（1850）	2.96∶1
茎的高矮	高茎×矮茎	高茎	高茎（787）、矮茎（277）	2.84∶1
子叶颜色	黄色×绿色	黄色	黄色（6022）、绿色（2001）	3.01∶1
种皮颜色	灰色×白色	灰色	灰色（705）、白色（224）	3.15∶1
豆荚形状	饱满×缢缩	饱满	饱满（822）、缢缩（299）	2.75∶1
花的位置	腋生×顶生	腋生	腋生（651）、顶生（207）	3.14∶1
未成熟豆荚色	绿色×黄色	绿色	绿色（428）、黄色（152）	2.82∶1

表4-1实验结果表明，F_2中出现接近3∶1的性状分离比不是偶然，而是普遍存在的一种遗传现象。

那么，孟德尔如何解释上述现象？

二、孟德尔对分离现象的解释

根据实验结果，孟德尔提出如下假设来解释性状分离现象：①性状是由遗传因子(hereditary factor)控制的；②遗传因子在体细胞中成对存在，在配子形成时，成对的遗传因子分离，结果每一配子只含有成对遗传因子中的一个；③受精时，雌雄配子随机结合形成合子，遗传因子又恢复了成对状态，不同的遗传因子在个体中独立存在，互不混淆；④控制显性性状的遗传因子叫显性遗传因子，控制隐性性状的遗传因子叫隐性遗传因子，在显性遗传因子存在时，隐性遗传因子所决定的性状就得不到表达。

1909年，丹麦遗传学家约翰森把孟德尔提出的遗传因子改称为基因，控制显性性状的基因称为显性基因，通常用大写英文字母表示，如A；控制隐性性状的基因称为隐性基因，通常用小写英文字母表示，如a。

在圆滑豌豆和皱缩豌豆的杂交实验中，如果用R表示圆滑基因，r表示皱缩基因，那么亲代纯种圆滑豌豆细胞中含有一对基因RR，亲代纯种皱缩豌豆细胞中含有一对基因rr。在减数分裂形成配子时，成对的基因彼此分离。因此，圆滑豌豆植株产生的配子只有一种，含一个R基因；皱缩豌豆植株产生的配子也只有一种，含一个r基因。受精时，雌雄配子随机结合形成合子，来自不同亲本的R和r结合成Rr，由于R对r为显性，所以F_1全部为圆滑豌豆。R和r存在于一对同源染色体的相同基因座位上，像R和r这种位于一对同源染色体的相同基因座位上，控制相对性状的一对基因称为等位基因(allele)。在F_1形成生殖细胞时，等位基因R和r又会随着同源染色体的分离而分离，这样F_1产生的雌配子和雄配子就各有两种，一种含显性基因R，另一种含隐性基因r，并且这两种配子的数目相等。雌、雄配子随机受精后，F_2有产生3种类型的基因组合：RR、Rr、rr，三者的比例为1∶2∶1。由于基因R对r为显性，所以RR和Rr都表现为圆滑，F_2在性状表现上则有圆滑和皱缩两种，且圆滑和皱缩的数量比为3∶1(图4-4)。

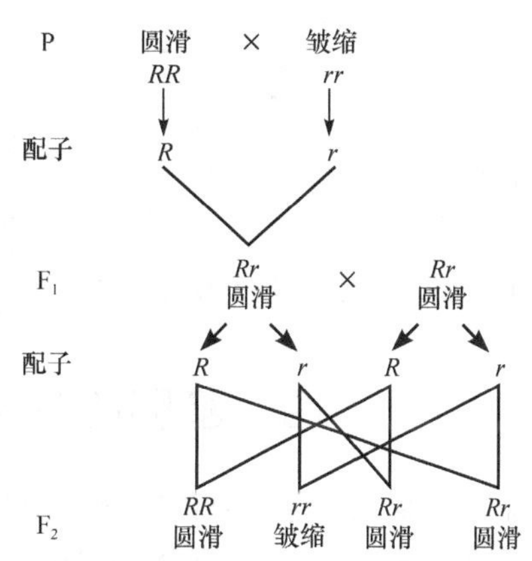

图4-4　圆滑豌豆和皱缩豌豆杂交实验分析

生物个体所表现出来的遗传性状称为表型(phenotype)，例如圆滑和皱缩就是个体的表型；与表型相关的基因组成称为基因型(genotype)，例如RR是圆滑亲本的基因型，rr是皱缩亲本的基因型，Rr是F_1圆滑个体的基因型。基因型决定表型，表型反映基因型。但表型有时不能完全反映基因型的情况，表型相同的个体基因型可能不同。例如，表型为圆滑的豌豆，其基因型有RR和Rr两种。研究表明，表型除了受基因型的控制，还会受环境因素的影响。一对基因相同的个体称为纯合体或纯合子(homozygote)，例如基因型为RR或rr的个体。一对基因不相同的个体称为杂合体或杂合子(heterozygote)，例如基因型为Rr的个体。

考点： 等位基因、基因型、表型、纯合体、杂合体

知识链接 显性的相对性

具有一对相对性状的两个纯合亲本杂交，F_1 的全部个体都表现出显性性状，并且在表现程度上和显性亲本完全一样，这种显性表现，称完全显性。孟德尔所研究的豌豆的 7 对相对性状，都属于完全显性。在生物界中，遗传的完全显性现象是比较普遍的。但是，大量的动植物杂交实验也表明，有时候所表现出来的显性性状是不完全的。例如，在紫茉莉的花色遗传中，纯合的红色花(AA)亲本与纯合的白色花(aa)亲本杂交，F_1 的表型既不是红色花，也不是白色花，而是粉色花(Aa)。F_1 自交后，F_2 中分离出了 3 种表现型：红色花、粉色花和白色花，并且它们之间的分离比是 1∶2∶1。这种 F_1 的性状表现介于显性和隐性的亲本之间的现象，在遗传学上称为不完全显性。

三、对分离现象解释的验证

孟德尔为了验证假设的正确性，他设计了测交实验(图 4-5)。测交(test cross)就是让杂合体 F_1 与隐性纯合个体杂交，用来测定杂合体 F_1 基因型的方法。依照孟德尔假设，F_1 个体基因型是 Rr，在形成配子时，应产生 R 和 r 的两种配子，而且二者数量相等，隐性个体皱缩豌豆(rr)只产生一种 r 的配子。随机受精后，将形成 Rr 和 rr 两种数量相等的合子，将来分别发育成圆滑和皱缩的豌豆，且这两种性状的分离比是 1∶1。测交实验结果与孟德尔假设理论结果完全相符，从而证明孟德尔的假设是正确的。

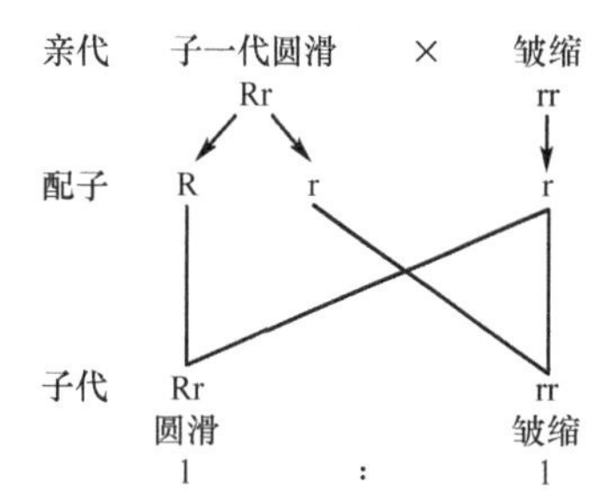

图 4-5 F_1 圆滑豌豆测交实验分析

四、基因的分离规律的实质和细胞学基础

孟德尔根据上述豌豆的杂交实验结果，揭示了基因的分离规律(law of segregation)，即在杂合子细胞中，位于一对同源染色体上的一对等位基因，各自独立存在，互不影响；在形成配子时，等位基因随着同源染色体的分开而分离，分别进入不同的生殖细胞。

考点：分离规律的实质和细胞学基础

在生殖细胞形成的减数分裂过程中，染色体是基因的载体，同源染色体分离导致其上面对应的等位基因分离，所以分离规律的实质是等位基因的分离。分离规律的细胞学基础是减数分裂时同源染色体的分离。

五、基因的分离规律的应用

基因的分离规律是生物遗传三大规律之一，揭示的是位于同源染色体上的一对等位基因之间的遗传规律，是最基本的遗传规律。广泛适用于植物、动物和人类的一对相对性状的遗传。人类受一对等位基因控制的性状，如耳垂的有无、单双眼皮的类型、惯用左右手和 ABO 血型等，其传递方式都适用分离规律。人类有些受一对等位基因控制的遗传病，如色盲、白化病等，也可以运用分离规律分析。

第 2 节　基因的自由组合规律

案例 4-2

有一则流传甚广的有趣的故事。美国现代舞的开创者伊莎多拉·邓肯曾写信向大剧作家萧伯纳示爱:“要是我能与你结为夫妻，孩子既拥有我美丽的容貌又继承了你智慧的头脑，一定是天底下最完美的产物。”萧伯纳却理智而风趣地在信中回复:“你的想法再好不过了！可是我没有你那么乐观，万一孩子继承了我的容貌和你的头脑，那不就糟糕了吗？”

问题： 1. 你认为这种情况有可能发生吗？

2. 从这个故事中你能得到什么启示？

孟德尔在研究了豌豆的一对相对性状的遗传并总结出分离规律后，又对两对或两对以上相对性状的遗传现象进行分析研究，提出了遗传的第二个基本规律——基因的自由组合规律。

一、两对相对性状的豌豆杂交实验

孟德尔选用子叶颜色是黄色、种子形状是圆滑(简称黄圆)的纯种豌豆与子叶颜色是绿色、种子形状是皱缩(简称绿皱)的纯种豌豆作为亲本，进行杂交，得到的 F_1 全部是黄色圆滑豌豆。可见，黄色对绿色为显性(即黄色为显性性状，绿色为隐性性状)，圆滑对皱缩为显性(图 4-6)。

孟德尔又让 F_1 自花授粉后，F_2 不仅出现了原来两个亲本的类型——黄圆和绿皱，同时还出现了两种新组合类型——黄皱和绿圆(图 4-6)。实验结果显示：不同相对性状之间发生了重新组合。

P　黄圆　×　绿皱

↓

F_1　黄圆　×　黄圆

F_2　黄圆　黄皱　绿圆　绿皱

(315)　(101)　(108)　(32)

9　:　3　:　3　:　1

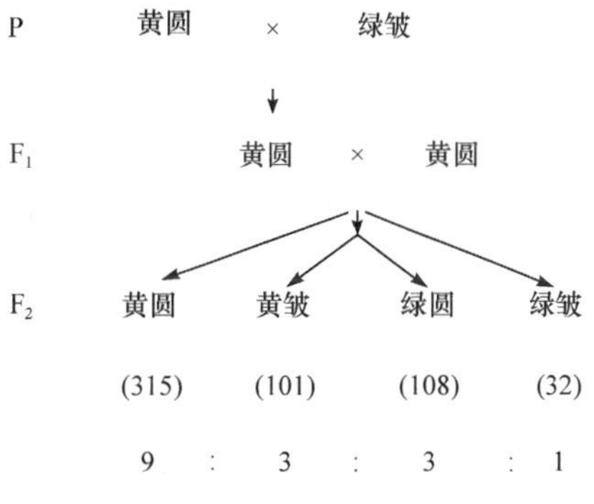

图 4-6　黄圆豌豆与绿皱豌豆杂交实验

孟德尔将得到的 556 粒种子进行统计分析，4 种表型的豌豆种子数量分别为：黄圆(315)、黄皱(101)、绿圆(108)、绿皱(32)，它们的数量之比基本接近 9∶3∶3∶1(图 4-6)。在这 4 种表型中，黄圆、绿皱与亲本的性状相同，称为亲本组合，简称亲组合；黄皱与绿圆是亲本性状没有的类型，称为重新组合，简称重组合。

如果将上述 F_2 实验结果的每一对相对性状单独进行分析，其结果如下：

考点：亲组合、重组合

黄色∶绿色=(315+101)∶(108+32)=416∶140=2.97∶1≈3∶1

圆滑∶皱缩=(315+108)∶(101+32)=423∶133=3.18∶1≈3∶1

以上数据表明，每一对相对性状仍然遵循分离规律。那么，为什么 F_2 中会出现两种重新组合的类型呢？

二、孟德尔对自由组合现象的解释

豌豆子叶颜色黄色和绿色是一对相对性状，假设是受一对等位基因 Y、y 控制。从 F_1 子叶的颜色来看，全是黄色，说明黄色是显性性状，受 *Y* 基因控制，绿色是隐性性状，受 y 基因控制。豌豆种子形状圆滑和皱缩是另一对相对性状，假设是受另一对等位基因 *R*、*r* 控制。从 F_1 种子的外形来看，全是圆滑的，说明圆滑是显性性状，受 *R* 基因控制，皱缩是隐性性状，受 *r* 基因控制。

Y 和 *y* 是一对等位基因，位于一对同源染色体上；*R* 和 *r* 是另一对等位基因，位于另一对同源染色体上。*Y* 与 *R*、*Y* 与 *r*、*y* 与 *R*、*y* 与 *r* 由于基因位点不同并且控制的性状也不同，因此称为非等位基因。

亲本纯种黄圆豌豆的基因型是 *YYRR*，亲本纯种绿皱豌豆的基因型是 *yyrr*。在形成配子时，分别产生 *YR* 和 *yr* 配子，所以，受精后 F_1 的基因型是 *YyRr*。因为 Y 对 y 是显性、R 对 r 是显性，所以 YyRr 只表现出 *Y* 基因和 *R* 基因所控制的性状，即 F_1 的表型为黄色圆滑。

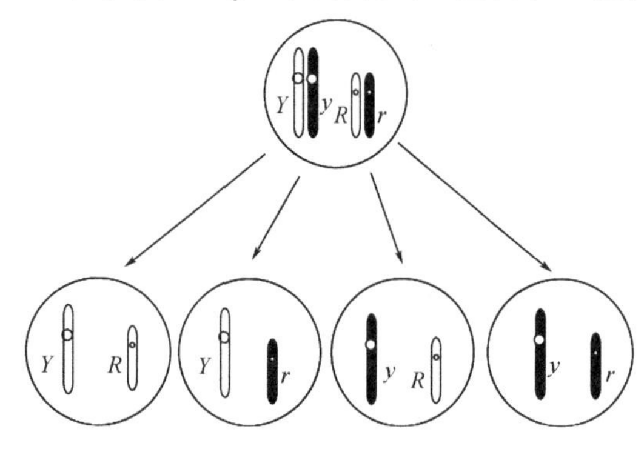

图 4-7 非等位基因自由组合

F_1 在减数分裂形成配子时，根据分离规律，等位基因彼此分离，所以 *Y* 与 *y* 分离，*R* 与 *r* 分离，而非等位基因随着非同源染色体的自由组合而自由组合，所以 *Y* 与 *y* 分离后，*Y* 既可以与 *R* 结合也可以与 *r* 结合，并且机会均等。同理，*y* 既可与 *R* 结合也可与 *r* 结合，并且机会均等。结果，F_1 就可产生雌雄配子各 4 种：*YR*、*Yr*、*yR*、*yr*，它们之间的数量之比接近于 1∶1∶1∶1(图 4-7)。

受精时，雌雄配子随机结合，F_2 就会出现 16 种组合，9 种基因型：*YYRR*、*YrRR*、*YYRr*、*YyRr*、*YYrr*、*Yyrr*、*yyRR*、*yyRr*、*yyrr*；4 种表型：黄圆、黄皱、绿圆、绿皱，比例接近于 9∶3∶3∶1(图 4-8)。

P　　黄圆 YYRR　×　绿皱 yyrr

G　　YR　　　　　　yr

F_1　　YyRr 黄圆　×　黄圆 YyRr

G	YR		Yr		yR		yr	
YR	YYRR	黄圆	YYRr	黄圆	YyRR	黄圆	YyRr	黄圆
Yr	YYRr	黄圆	YYrr	黄皱	YyRr	黄圆	Yyrr	黄皱
yR	YyRR	黄圆	YyRr	黄圆	yyRR	绿圆	yyRr	绿圆
yr	YyRr	黄圆	Yyrr	黄皱	yyRr	绿圆	yyrr	绿皱

F_2　　黄圆∶黄皱∶绿圆∶绿皱=9∶3∶3∶1

图 4-8 黄圆豌豆与绿皱豌豆杂交遗传分析

三、对自由组合现象解释的验证

孟德尔为了验证上述解释是否正确，又设计了测交实验。让 F_1 黄圆豌豆(YyRr)与双隐性亲本绿皱豌豆（yyrr）进行杂交。按照孟德尔的假设预测，F_1黄圆豌豆将产生4种数量相等的配子：*YR*、*Yr*、*yR*、*yr*，而纯种绿皱豌豆只产生一种配子*yr*，雌雄配子随机受精后，测交后代应产生4种表型：黄圆（YyRr）、黄皱（Yyrr）、绿圆（yyRr）、绿皱（yyrr），并且比例接近于1∶1∶1∶1。测交实验的结果与预测的完全相符（图4-9）。从而证实了孟德尔对自由组合现象的解释是完全正确的，即F_1在形成配子时，非等位基因是自由组合的。

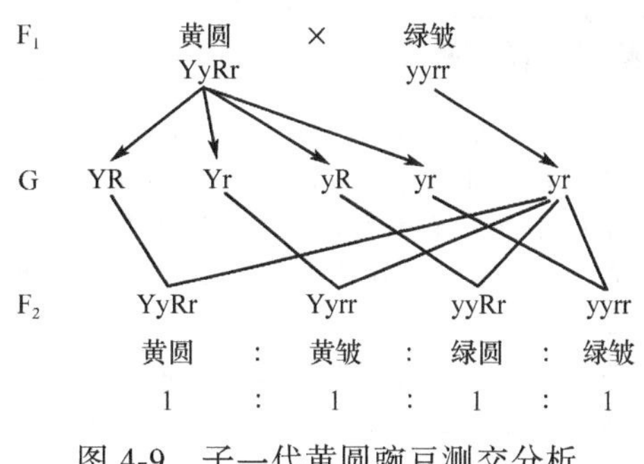

图4-9　子一代黄圆豌豆测交分析

四、基因的自由组合规律的实质和细胞学基础

根据上述杂交实验，孟德尔总结得出：具有两对或两对以上的等位基因分别位于不同的同源染色体上，在减数分裂形成配子时，同源染色体上的等位基因彼此分离的同时，非同源染色体上的非等位基因自由组合，分别独立地进入到不同的配子中去。这就是基因的自由组合规律（law of independent assortment）。自由组合规律的实质是非等位基因自由组合。自由组合规律的细胞学基础是非同源染色体自由组合。

考点：自由组合规律的实质和细胞学基础

五、基因的自由组合规律的应用

在人类遗传中，正常性状的遗传就体现出亲代基因的自由组合，表现出既像父亲又像母亲的现象。自由组合规律适用于两对或两对以上的相对性状的遗传分析，而且控制这些性状的等位基因分别位于不同的同源染色体上。在医学实践中，自由组合规律可以用来分析家系中同时具有两种遗传病的发病情况，并推断出后代的基因型、表型及它们出现的概率，从而有效预防并降低相关遗传病的发病率。

第3节　基因的连锁与互换规律

案例4-3

孟德尔在做豌豆杂交实验时还发现：选取开红花、结灰色种皮种子、叶腋上有黑斑的豌豆与开白花、结淡色种皮种子、叶腋上无黑斑的豌豆作亲本进行杂交，无论谁作父本或母本，这三个性状始终连在一起传递，像是一个基因一样，没有发生自由组合。对此现象，当时孟德尔未能做出合理的解释。

问题：请同学们想一想，你能对此现象做出解释吗？

摩尔根和他的学生以果蝇作为实验材料进行杂交实验，发现了遗传的第三大规律——基因的连锁与互换规律。这不仅证实了孟德尔遗传规律的正确性，而且还科学地解释了孟德尔所不能解释的遗传现象。

知识链接 **摩尔根简介**

摩尔根(Thomas Hunt Morgan，1866—1945)(图 4-10)，美国生物学家、遗传学家和胚胎学家。1886 年获得动物学学士学位，1890 年获得博士学位。其后分别在布莱恩莫尔学院、哥伦比亚大学和加利福尼亚理工学院等任教和开展研究工作。于 1910 年发现了连锁与互换规律。他带领学生还推算出了各种基因在染色体上的位置，并绘制出果蝇 4 对同源染色体的基因排列位置图。他发表的《基因论》提出了基因在染色体上呈直线排列的理论，补充和发展了孟德尔的遗传学说，极大地推动了遗传学的发展。因此，他于 1933 年获得诺贝尔生理学或医学奖。

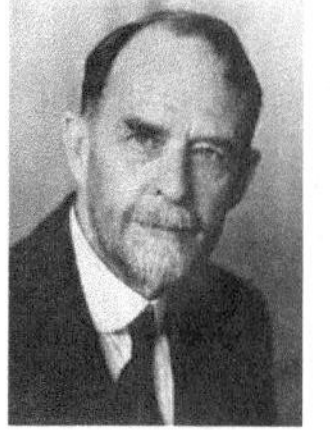

图 4-10 摩尔根

一、完全连锁遗传

果蝇是昆虫纲双翅目的一种小型蝇类，在制醋和有水果的地方常常可以见到，体长 3～4mm。因为果蝇的种类多，繁殖快(每 10～14 天就可以繁殖一代)，又容易饲养，常用它作为遗传学研究的实验材料。

野生果蝇为灰身长翅类型(简称灰长)。摩尔根等在实验室培养过程中发现了黑身残翅的突变类型(简称黑残)。摩尔根让纯合的灰身长翅果蝇与黑身残翅果蝇杂交，发现 F_1 都是灰身长翅果蝇。由此可推知：灰身(B)对黑身(b)是显性，长翅(V)对残翅(v)是显性。所以，纯合的灰身长翅果蝇的基因型为 *BBVV*，纯合的黑身残翅果蝇的基因型为 *bbvv*，F_1 灰身长翅果蝇的基因型是 *BbVv*。

摩尔根选用 F_1 雄性果蝇(*BbVv*)与黑身残翅的雌性果蝇(*bbvv*)进行测交。按照自由组合规律，F_1 灰身长翅雄性果蝇应产生 *BV*、*Bv*、*bV*、*bv* 4 种数目相等的雄配子，黑身残翅雌果蝇只能产生一种含有 bv 的雌配子，测交后代应出现 4 种不同的表型：灰身长翅、灰身残翅、黑身长翅、黑身残翅，而且比例应接近于 1∶1∶1∶1。然而，测交结果并非如此，测交后代只出现了两种与双亲完全相同的类型，即灰身长翅和黑身残翅，且比例为 1∶1，没有出现重新组合的类型(图 4-11)。很显然，这样的结果用自由组合规律是无法解释的。

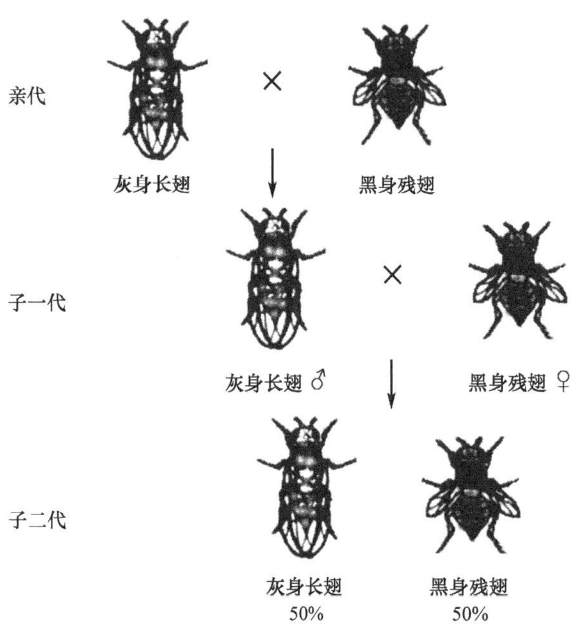

图 4-11 雄果蝇的完全连锁杂交实验

如何解释这一现象呢？摩尔根认为，控制两对相对性状的两对等位基因是位于同一对同源染色体上，即灰身(*B*)和长翅(*V*)位于一条染色体上，黑身(*b*)和残翅(*v*)位于同源染色体的另一条染色体上。所以，F_1 雄性果蝇在减数分裂形成雄配子时，*BV* 和 *bv* 只能随各自所在的染色体一起传递，而不能发生非等位基因间的自由组合，因此，F_1 雄性果蝇只能产生 *BV* 和 *bv* 两种类型的雄配子，且数量相等；黑身残翅雌果蝇只能形成一种类型的雌配子 *bv*，雄配子与雌配子受精后，后代只产生灰身长翅(BbVv)和黑身残翅(bbvv)两种类型的果蝇，且两者比例为 1∶1(图 4-12)。这种遗传方式不同于自由组合。

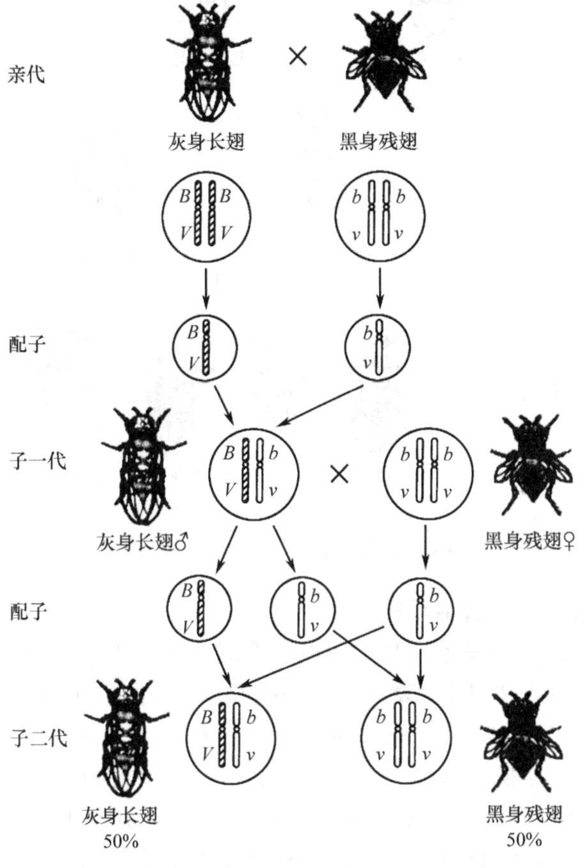

图 4-12　雄果蝇的完全连锁遗传分析

摩尔根总结得出：如果两对或两对以上的等位基因位于一对同源染色体上，在减数分裂形成配子时，同一条染色体上的不同基因彼此连锁在一起，作为一个整体向后代传递，这种现象称为完全连锁(又称连锁规律)。符合完全连锁遗传的杂合体，测交后代只有两种亲组合类型，且比例为 1∶1。

人类的基因约有 2.5 万个，分布在 23 对染色体上。同一对染色体上分布的若干对基因，彼此间相互连锁构成一个连锁群。连锁群的数目一般与染色体的对数相一致，如女性有 23 对染色体，构成 23 个连锁群；男性因性染色体 X、Y 的形态结构不同，故有 24 个连锁群。

在生物界，完全连锁遗传的现象并不多见，目前只发现在雄果蝇和雌家蚕中存在这种现象，其他绝大多数生物普遍存在的是不完全连锁遗传。

二、不完全连锁遗传

摩尔根让 F_1 代灰身长翅(BbVv)的雌果蝇与黑身残翅(bbvv)的雄果蝇测交，测交后代虽然出现了 4 种类型：灰身长翅(BbVv)，黑身残翅(bbvv)，灰身残翅(Bbvv)，黑身长翅(bbVv)，但比例并不是 1∶1∶1∶1，而是灰身长翅(BbVv)占 41.5%，黑身残翅(bbvv)占 41.5%，灰身残翅(Bbvv)占 8.5%，黑身长翅(bbVv)占 8.5%。其中 83%是亲本组合，17%是重新组合(图 4-13)。

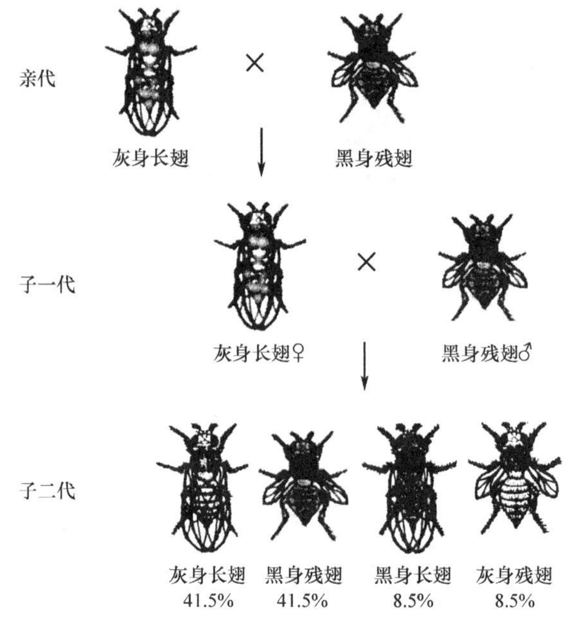

图 4-13　雌果蝇的不完全连锁杂交实验

那么，如何解释这样的实验结果呢？

摩尔根认为，基因的连锁关系不是绝对的，有时也可以发生改变。F_1 灰身长翅的雌果蝇在形成配子过程中，大多数情况下，基因 *BV*、*bv* 仍然保持着原有的连锁关系，少数情况下，由于在同源染色体联会过程中发生了同源非姐妹染色单体之间的片段交换，使原来的连锁基因 *BV* 与 *bv* 之间发生了互换，从而产生了 *Bv* 和 *bV* 两种新的基因重组类型，最终形成了 *BV*、*bv*、*Bv*、*bV* 4 种类型但数目不等的雌配子，其中 *BV*、*bv* 的数目多且二者相等，*Bv*、*bV* 的数目少且二者相等。这 4 种配子都有同等的机会和雄配子 *bv* 结合，测交后代就会产生 4 种表型，即两种亲组合类型和两种重组合类型，而且亲组合类型数量多、重组合类型数量少（图 4-14）。

三、连锁与互换规律的实质和细胞学基础

根据以上实验，摩尔根总结出基因的连锁与互换规律：生物体在形成配子时，位于同一条染色体上的基因彼此连锁在一起，作为一个整体进行传递，称为连锁规律；生物体在形成配子时，位于同一条染色体上的基因由于非姐妹染色单体之间发生片段的交换而发生重新组合，构成新的连锁关系，称为互换规律。

考点：连锁与互换规律的实质及细胞学基础

互换规律的实质是同源非姐妹染色单体之间交换片段,使某些等位基因的位置相互交换。减数分裂时同源染色体的联会和同源非姐妹染色单体间的交换是连锁与互换规律的细胞学基础（图 4-15）。

四、连锁与互换规律的应用

连锁和互换是生物界的普遍现象，也是造成生物多样性的重要原因之一，在现实生活中具有重要的意义。

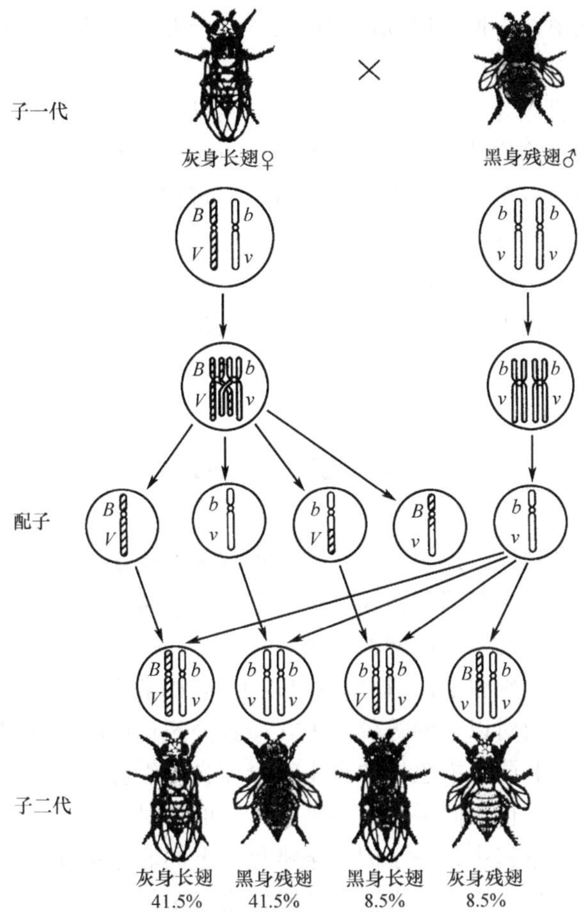

图 4-14　雌果蝇的不完全连锁遗传分析图解

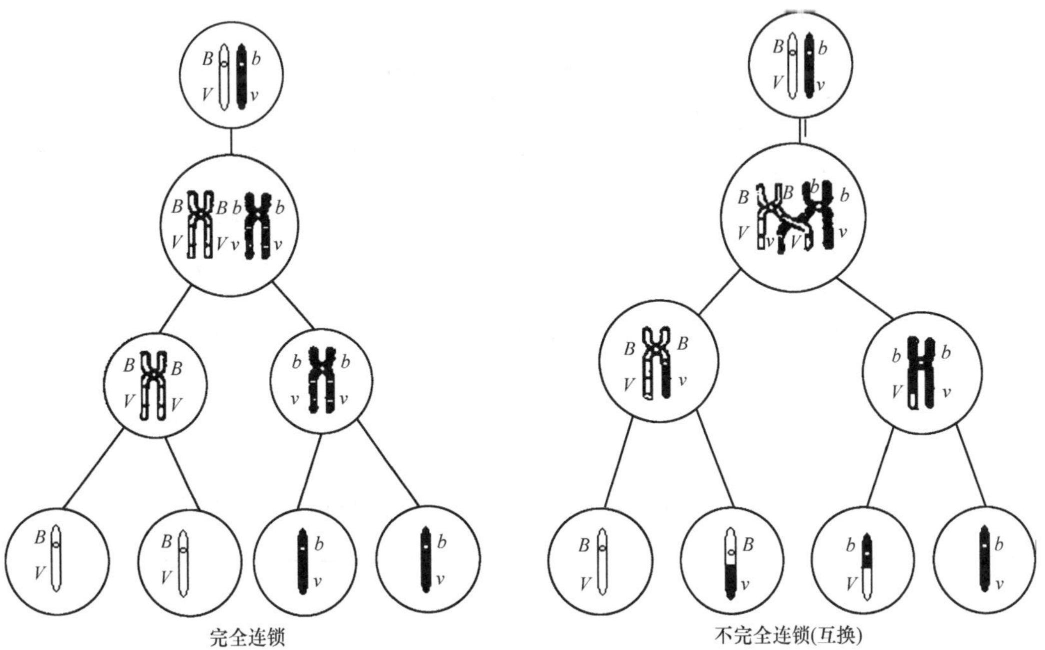

图 4-15　基因连锁与互换

首先，在医学实践中，人们可以利用基因的连锁与互换规律，来推测某种遗传病在胎儿中发生的可能性，预防患儿的出生。

其次，连锁与互换规律为基因定位提供了理论基础。

同一连锁群内的各对等位基因可以发生互换而重组。一般用重组率来表示。重组率是杂交子代中重新组合类型数占全部子代总数的百分率。可用以下公式表示。

重组率(%)=重组合类型数/(重组合类型数+亲组合类型数)×100%

重组率反映了连锁基因在染色体上的相对距离。一对同源染色体上的两对等位基因距离越远，发生互换的可能性越大，重组率就越高；距离越近，发生互换的可能性越小，重组率就越低。

小 结

分离规律、自由组合规律、连锁与互换规律被称为遗传学的三大规律(表 4-2)。

分离规律是揭示一对等位基因的传递规律。在减数分裂形成配子时，等位基因随着同源染色体的分离而分离，分别进入不同的配子中。

自由组合规律是揭示分别位于两对(或两对以上)同源染色体上的两对(或两对以上)等位基因的传递规律。两对或两对以上的等位基因在减数分裂形成配子过程中，在等位基因分离的同时，非等位基因随着非同源染色体的自由组合而自由组合，分离与组合互不干扰。

连锁与互换规律是揭示位于同一对同源染色体上的两对(或两对以上)等位基因的传递规律。在减数分裂形成配子过程中，位于同一条染色体上的非等位基因，往往会作为一个整体伴随着染色体进入同一个配子中；如果同源非姐妹染色单体之间发生片段交换，其上的基因就会伴随着非姐妹染色单体的片段交换而交换，染色体上的基因将会发生重新组合，从而产生数量较少的重组类型的配子。

表 4-2 三大遗传规律比较

项目	分离规律	自由组合规律	连锁和互换规律
相对性状数	一对	两对及两对以上	两对及两对以上
等位基因数	一对	两对及两对以上	两对及两对以上
发生时间	减数第一次分裂后期	减数第一次分裂后期	减数第一次分裂前期
基因在染色体上的位置	位于一对同源染色体上	位于不同对同源染色体上	位于一对同源染色体上
形成配子时基因间的关系	等位基因分离	等位基因分离，非等位基因自由组合	同一条染色体上的基因连锁，交换区段上的基因形成新的连锁
联系	在生物遗传中，三大遗传规律同时起作用。在减数分裂形成配子时，同源染色体上的等位基因分离，非同源染色体上的非等位基因自由组合，同一对同源染色体上的基因，则按照连锁与互换规律遗传		

自　测　题

一、名词解释

1. 性状　　2. 相对性状
3. 等位基因　　4. 基因型
5. 表型　　6. 纯合体

二、填空题

1.基因分离规律的实质是__________，细胞学基础是__________；自由组合规律的实质是__________，细胞学基础是__________。

2.纯种黄色圆滑亲本(YYRR)与纯种绿色皱缩亲本(yyrr)杂交，F_1 的基因型是__________，表型是__________；F_1 自交后，F_2 的基因型有__________种，表型有__________种，比例为__________。

三、单选题

1. 下列选项中属于相对性状的是(　　)
A. 人的身高和体重
B. 绵羊的长毛和细毛
C. 人的色盲和近视
D. 水稻的有芒与无芒
E. 豌豆的饱满豆荚与圆滑种子

2. 白绵羊与白绵羊杂交，后代出现了白绵羊和黑绵羊，这种现象称为(　　)
A. 性状分离
B. 等位基因分离
C. 同种基因分离
D. 姐妹染色单体分离
E. 非等位基因分离

3. 分离规律的实质是(　　)
A. F_1 均表现显性性状
B. F_2 出现性状分离
C. 同源染色体的分离
D. 同源染色体上等位基因的分离
E. 测交后代分离比为 1∶1

4. 绵羊白色相对于黑色为显性，两只白羊接连生下 3 只白色小羊，若再生第 4 只小羊，其毛色为(　　)
A. 一定是白色
B. 一定是黑色
C. 白色的可能性大
D. 黑色的可能性大
E. 一定不是白色

5. 惯用左手和惯用右手是一对相对性状，某男孩惯用左手，其双亲却都是惯用右手，如用 $A(a)$ 表示这对基因，则该男孩和其父母的基因型依次是(　　)
A. aa、AA、Aa
B. aa、Aa、Aa
C. Aa、AA、Aa
D. Aa、aa、Aa
E. AA、Aa、Aa

6. Aa×aa 杂交，后代表型比例为(　　)
A. 2∶1
B. 1∶2
C. 3∶1
D. 1∶1
E. 1∶3

7. 在人类中，双眼皮是受显性基因 A 控制，单眼皮是受隐性基因 a 控制。有一对夫妇均为双眼皮，他们各自的双亲中都有一个是单眼皮，这对夫妇生一个孩子是双眼皮的概率是(　　)
A. 10%
B. 25%
C. 50%
D. 75%
E. 100%

8. 下列基因型的个体属于纯合子的是(　　)

A. *AaYyCc*

B. *YYrrcc*

C. *AaBBCC*

D. *Aa*

E. *YYRrcc*

9. 一个配子的基因组成是 *AB*，那么产生这种配子的生物体是（　　）

A. 显性纯合子

B. 隐性纯合子

C. 杂合子

D. 不能确定

E. 没有这种生物体

10. 纯种的黄圆豌豆与纯种的绿皱豌豆杂交，F_1产生的配子比是（　　）

A. 3∶1

B. 1∶1

C. 9∶3∶3∶1

D. 1∶1∶1∶1

E. 1∶2∶1

11. 下列有关表型与基因型关系的叙述，正确的是（　　）

A. 表型是基因型与环境共同作用的结果

B. 表型相同，基因型一定相同

C. 不考虑环境因素作用，基因型相同表型不一定相同

D. 基因型是外因，表型是内因

E. 表型完全由基因型决定

12. 下列基因型中产生配子类型数最少的是（　　）

A. *Aa*

B. *AaBb*

C. *aaBb*

D. *AaBB*

E. *aaBBcc*

13. 黑发对金发是显性，一对夫妇全是杂合体黑发，他们的三个孩子全是黑发的比率是（　　）

A. 3/4

B. 9/16

C. 1/64

D. 27/64

E. 1/4

14. 自由组合规律的实质是（　　）

A. 雌雄配子结合机会均等

B. 非等位基因的自由组合

C. 两组相对性状间的自由组合

D. 细胞中染色体的自由组合

E. 非同源染色体的自由组合

15. 摩尔根总结出连锁与互换规律的实验材料是（　　）

A. 豌豆

B. 花生

C. 果蝇

D. 玉米

E. 西瓜

16. 摩尔根实验中，F_1灰身长翅雄果蝇和隐性亲本黑身残翅雌果蝇测交，后代的类型数是（　　）

A. 2 种

B. 3 种

C. 4 种

D. 5 种

E. 6 种

17. 摩尔根实验中 F_1 代灰身长翅的雌果蝇与黑身残翅的雄果蝇测交，后代出现了的类型数是（　　）

A. 2 种

B. 3 种

C. 4 种

D. 5 种

E. 6 种

18. 下列各组细胞中，等位基因成对存在的是（　　）

A. 精原细胞和精子细胞

B. 次级精母细胞和精子

C. 初级卵母细胞和卵子

D. 口腔上皮细胞和精原细胞

E. 初级精母细胞和次级精母细胞

19. 白色盘状与黄色球状南瓜杂交，F_1

全是白色盘状南瓜，F_1 自交产生的 F_2 中杂合的白色球状南瓜有 4000 株，则纯合的黄色盘状南瓜的株数是(　　)

A. 1333

B. 2000

C. 4000

D. 6000

E. 8000

20. 3 对等位基因 *Aa*、*Bb*、*Cc* 分别位于 3 对不同的同源染色体上，可产生的配子的类型数是(　　)

A. 4 种

B. 8 种

C. 10 种

D. 12 种

E. 16 种

四、分析题

1. 人的直发(*E*)对卷发(*e*)是显性。已知一对直发的夫妇生了一个卷发孩子。请问：

(1)这对夫妇的基因型如何?

(2)写出这对夫妇婚配的遗传分析图解。

(3)这对夫妇生卷发孩子的概率是多少?

(4)这对夫妇生直发的概率是多少?

2. 人的双眼皮是受显性基因 *A* 控制，单眼皮是受隐性基因 *a* 控制，褐色眼是受显性基因 *B* 控制，蓝色眼是受隐性基因 *b* 控制，两对基因分别位于不同对的同源染色体上。一对夫妇都是双眼皮褐色眼，生了一个单眼皮蓝色眼的孩子。请问：他们再生一个孩子是双眼皮蓝色眼的概率是多少？(写出遗传分析图解)

(郝玉红)

第5章 人类遗传性疾病

引 言

随着科学的进步和卫生事业的发展，急性传染病、流行病和营养缺乏等引起的疾病已得到基本控制，但遗传病的发病率和病死率却逐年攀升。根据2018年5月25日孟德尔人类遗传学数据库(OMIM)统计，人类单基因遗传病及异常性状已达到24 567种，其中常染色体遗传性状23 156种，X连锁遗传性状1283种，Y连锁遗传性状60种，线粒体遗传性状68种，与疾病相关的基因座有15 905个。要减少遗传病对人类的危害，最终根治遗传病，就要了解遗传病的种类和发病机制，找到预防与治疗的方法，最终实现提高人口素质的目标。

第1节 遗传病概述

一、遗传病的概念及其特征

（一）遗传病的概念

遗传病(genetic disease)是指由于细胞内遗传物质发生改变所引起的疾病。遗传物质在分子水平上指基因，在细胞水平上指染色体，所以染色体异常和基因突变引起的疾病都属于遗传病。

（二）遗传病的特征

遗传病通常具有以下特征。

1. 垂直性 是指从上一代遗传给下一代的垂直传递的现象，也就是遗传性。但并不是所有遗传病在家系中都可以看到这一现象，例如隐性遗传病的致病基因虽然是垂直传递，但是杂合子携带者表型正常，看不到垂直传递现象；有些遗传病特别是染色体病的患者，由于在生育年龄以前就死亡或者不育，没有后代，也观察不到垂直传递现象；体细胞遗传病不能遗传，也不具备垂直性。

2. 先天性 是指精子、卵子或受精卵的遗传物质异常使胎儿出生前就已形成疾病。遗传病大多数“与生俱来”，但并非全部。遗传学上只把存在于精子、卵子和受精卵中的遗传因素看作“先天性”因素。从这个意义上讲，遗传病都具有先天性的特征。

3. 家族性 是指某种疾病在患者家族中的发病率比群体中的平均发病率高。“家族性”是遗传病的另一特征。例如，视网膜母细胞瘤、家族性多发性结肠息肉、血友病等遗传病均表现为家族性。但是同一家族中由于生活条件相似等因素所引起的出现多个同种疾病的患者，却不是遗传病。例如结核和肝炎有可能累及多名家族成员，但这是传染病而不是遗传病，患者是受到同种病原的感染所致。

4. 终身性　是指遗传病至今无法根治，基本上“一病定终身”。导致遗传病的根本病因在于遗传物质的缺陷，至今尚无纠正有缺陷的基因和染色体的有效措施。但是，随着现代遗传工程技术的发展，遗传病的治疗将不再是可望不可即的梦想，在不久的将来终将成为现实。

5. 延迟性　是指遗传病不一定出生时就表现出疾病的症状，有的是在出生后漫长的生命过程中逐步表现出来的。例如，甲型血友病一般在儿童期发病；亨廷顿舞蹈症、成年型多囊肾多在中年后发病；痛风是多基因遗传病，大多在 35～50 岁发病。

二、遗传病的分类

人类遗传病的种类繁多。根据引起遗传病的原因，现代医学遗传学将遗传病分为 5 类。

（一）单基因遗传病

单基因遗传病(single gene disease)是指由于单基因突变而引起的遗传病，简称单基因病。单基因突变可以发生在一对同源染色体中的一条上，也可同时发生在一对同源染色体的两条上。各种单基因病总的发病率约为 3.5%，已知的病种有 6000 余种。

（二）多基因遗传病

多基因遗传病(polygenic disease)是指由多对微效基因和环境因素的影响而引起的遗传病，简称多基因病。多基因病的病因复杂，遗传因素和环境因素的共同作用导致发病，呈家族聚集现象，但不表现单基因病那样明确的家系传递模式。多基因病发病率较高，大多超过 1%，是最常见、最多发的遗传病。例如原发性高血压、哮喘、精神分裂症、青少年型糖尿病、无脑儿、唇裂等。

（三）染色体遗传病

染色体遗传病(chromosome disease)是指由染色体数目异常或结构畸变引起的疾病，简称染色体病。这类疾病一般涉及较多基因（整条染色体或染色体部分节段）结构或数量的异常，其对个体的危害往往大于单基因病和多基因病，因此又称为染色体畸变综合征。迄今已确定的染色体病超过 100 种，其中最常见的染色体病为唐氏综合征（也称 21 三体综合征）。

（四）体细胞遗传病

体细胞遗传病(somatic cell genetic disease)是指体细胞中遗传物质改变所致的疾病。一般不会传给子女，但随着细胞分裂增殖，可产生众多具有同样遗传物质改变的子细胞，从而导致个体发病，最典型的体细胞遗传病是肿瘤。恶性肿瘤通常是由调控细胞生长增值的基因突变所致。

知识链接　**癌症会遗传吗？**

癌症目前是威胁人类生命的主要疾病之一。“癌症会遗传吗？”这是很多癌症患者直系亲属都非常关心的一个问题。细胞分子生物学研究发现：癌症本身并不会遗传，但癌症的易发体质却会遗传，就是说如果直系亲属中有人患了某种癌症，那么这部分人群就是这种癌症的高危人群，生活中需要提高警惕，做好预防工作。

（五）线粒体遗传病

线粒体遗传病(mitochondrial genetic disease)是指由于线粒体基因突变而引起的疾病。线粒体的环状 DNA 是独立于细胞核基因组之外的第二套遗传系统，由于受精卵的细胞质主要

考点：遗传病的概念、特征及分类

来源于卵细胞，因此线粒体遗传病主要表现为母系遗传的特点。现已发现60余种疾病与线粒体DNA突变有关，如Leber视神经萎缩等。

第2节 单基因遗传病

案例 5-1

一对表现型正常的夫妻，婚后生育了两个儿子都是血友病患者，他们很想生育一个正常的孩子，便来到医院进行咨询。医生建议他们最好生一个女孩。

问题： 你知道医生为什么这样建议吗？

考点：单基因遗传病的概念、分类

单基因遗传病也称为孟德尔式遗传病，通常呈现特征性的家系传递格局，根据致病基因的性质（显性或隐性）及其所在染色体（常染色体或性染色体）可将单基因遗传病的遗传方式分为常染色体显性遗传（AD）、常染色体隐性遗传（AR）、X连锁显性遗传（XD）、X连锁隐性遗传（XR）、Y连锁遗传（YL）。

临床上判断单基因遗传病的遗传方式最常用的方法是系谱分析法（pedigree analysis）。系谱（pedigree）是指从先证者（家族中第一个被确诊为患某种遗传病的人）入手，详细调查某种疾病在一个家族中的发生情况后，用遗传学上规定的符号，按一定格式将调查结果绘制出患者与家族各成员相互关系的图谱。一个完整的系谱不仅要包括家族中患有某种疾病的个体，也包括家族中所有健康的成员。对遗传方式的判断来说，一种遗传病的系谱越完整，所能说明的问题越确切。所以，在绘制系谱时，应尽可能调查更多的成员。绘制系谱时常用的符号见图5-1。

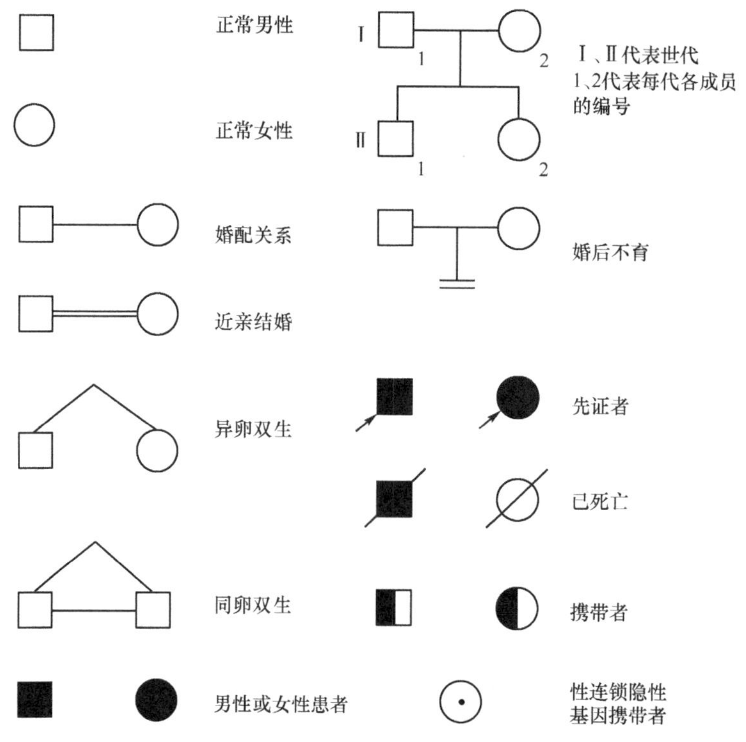

图5-1 系谱中常用符号

根据绘制出的系谱可以对整个家族进行回顾性分析，以便确定所发现的疾病在该家族中是否为遗传病及其可能的遗传方式，还可以通过系谱对某一遗传病家系进行前瞻性咨询，评估未来家庭成员的再发风险。

一、常染色体显性遗传

控制某种遗传性状或遗传病的基因位于常染色体上，且基因的性质是显性的，其遗传方式称为常染色体显性遗传（AD）。由位于常染色体上的显性致病基因引起的疾病称为常染色体显性遗传病。

常见的常染色体显性遗传病有家族性多发性结肠息肉、软骨发育不全症、亨廷顿舞蹈症、多囊肾（成年型）、视网膜母细胞瘤、家族性痛风、多指（趾）、短指（趾）等。

在常染色体显性遗传中，假定 *A* 表示显性致病基因，*a* 表示相对应的隐性正常基因，则基因型 *AA* 和 *Aa* 的个体患病，基因型 *aa* 的个体正常。但由于内、外环境因素的复杂影响，杂合子(*Aa*)可能出现不同的表现形式，因此常染色体显性遗传又可分为以下几种不同的遗传方式。

（一）完全显性遗传

在常染色体显性遗传中，杂合子（*Aa*）患者的表型与显性纯合子（*AA*）患者的表型完全相同，称为完全显性遗传（complete dominant inheritance）。

短指（趾）症属于完全显性遗传。本病为较常见的手（足）部畸形，患者由于指（趾）骨短小或缺如，导致手指（趾）变短（图 5-2）。

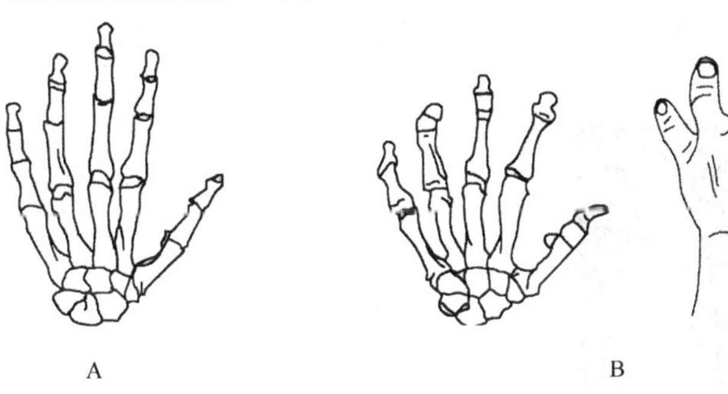

图 5-2　正常手与短指症手比较

A. 正常；B. 短指症

假设用 A 表示决定短指（趾）的显性基因，用 *a* 表示决定正常的等位隐性基因，短指（趾）症的基因型有两种：纯合子（*AA*）和杂合子（*Aa*），它们在临床表现上无区别，正常人的基因型为 *aa*。大多数短指（趾）症患者的基因型是 *Aa*，而不是 *AA*。这是因为按照孟德尔分离规律，基因型中的两个 A 必然一个来自父方，另一个来自母方，即父母都是短指（趾）症患者时，才能生出 *AA* 型的子女，这种婚配机会极少。临床上大都是杂合子（*Aa*）患者与正常人（*aa*）婚配（图 5-3），后代中患者与正常人的比例为 1 : 1，即子女中将有 1/2 的概率发病。

图 5-4 是一短指症家族的系谱，通过此系谱可归纳出常染色体显性遗传病的系谱特点。

1. 连续传递。即系谱中通常连续几代都可看到患者。
2. 男女患病机会均等。由于致病基因位于常染色体上，因而致病基因的遗传与性别无关。
3. 患者双亲中必有一人是患者，而且常为杂合子。患者同胞中有 1/2 的概率患病。
4. 患者的子女中有 1/2 的概率患病。
5. 双亲无病时，子女一般不会患病（除非发生新的基因突变）。

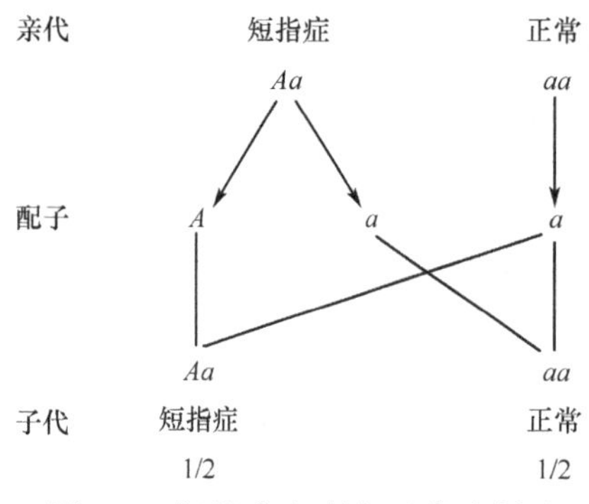

图 5-3 短指症患者与正常人婚配

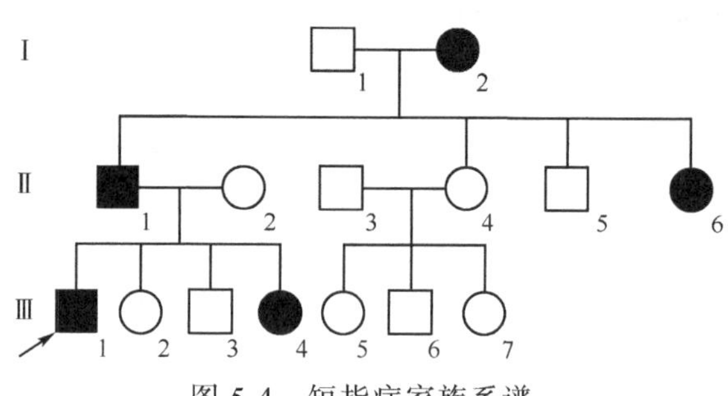

图 5-4 短指症家族系谱

(二)不完全显性遗传

在常染色体显性遗传中，杂合子(*Aa*)的表型介于显性纯合子(*AA*)和隐性纯合子(*aa*)表型之间，这种遗传方式称为不完全显性遗传(incomplete dominant inheritance)。在不完全显性遗传中，杂合子(*Aa*)的显性基因 *A* 和隐性基因 *a* 的作用都得到一定程度的表达。

软骨发育不全症(图 5-5)属于典型的不完全显性遗传。显性纯合子(*AA*)患者病情严重，往往因骨骼严重畸形，胸廓小而且呼吸窘迫、脑积水，多死于胎儿期或新生儿期。杂合子(*Aa*)为轻型患者，表现为短肢、侏儒伴骨骼发育异常。四肢短粗，下肢内弯，腰椎明显前突，臀部后突，手指粗短，各指平齐，头大，前额突出，鼻梁塌陷，下颚突出等。主要是由于长骨骨骺端形成及骨化障碍，影响了骨的生长所致，致病基因位于 4p16.3。隐性纯合子(*aa*)为正常人。

两个杂合子(*Aa*)患者婚配后，后代中显性纯合子患者、杂合子患者、正常人的比例为 1∶2∶1，即子女中将有 1/4 的概率为显性纯合子患者(*AA*)，1/2 的概率为杂合子患者(*Aa*)，1/4 的概率为正常人(*aa*)(图 5-6)。

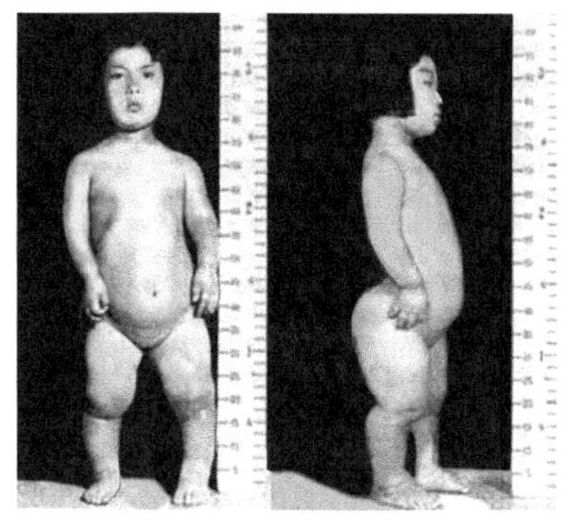

图 5-5 软骨发育不全症

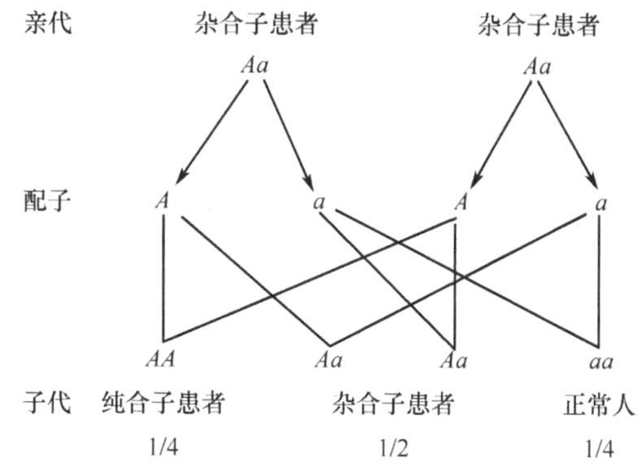

图 5-6 软骨发育不全症杂合子婚配

知识链接　　**β-珠蛋白生成障性贫血**

β-珠蛋白生成障性贫血(β-地中海贫血症)是一种常见的遗传性血液病，被世界卫生组织列为危害人类健康的六种常见病之一，世界每年出生此病患儿达 20 万人。其遗传方式为不完全显性遗传。发病原因是：患者的血红蛋白(HbA)中 β 链合成受到影响，导致铁的利用发生障碍而造成低血色素性贫血。不同基因型的个体，由于 β 链合成的受影响程度不同，因而在临床上会出现不同的病情：①显性纯合子($\beta^{Th}\beta^{Th}$)是重型患者，不能合成或只能合成很少量的 β 链，因此患儿在出生后几个月内便出现严重的进行性贫血，常靠输血维持生命，多在婴幼儿期夭折；②杂合子($\beta^{Th}\beta^{th}$)是轻型患者，β 链合成部分受抑制，所以临床症状较轻，只表现轻度或中度贫血，一般可活至成年；③隐性纯合子($\beta^{th}\beta^{th}$)是正常人，β 链合成正常。

（三）共显性遗传

一对等位基因在杂合子状态下，没有显性和隐性的区别，两种基因的作用能同时得到表达，各自独立地产生基因产物，这种遗传方式称为共显性遗传（codominance inheritance）。人类 ABO 血型系统中的 AB 血型就是共显性遗传。ABO 血型分为 A、B、AB 和 O 型，分别由基因 I^A、I^B、i 组合的基因型决定（表 5-1）。

表 5-1 ABO 血型系统的基因型和表型

基因型	红细胞抗原	血型
I^AI^A I^Ai	A 抗原	A 型血
I^BI^B I^Bi	B 抗原	B 型血
I^AI^B	A 抗原，B 抗原	AB 型血
ii	—	O 型血

ABO 血型的基因定位于 9p34 上，由复等位基因 I^A、I^B 和 i 控制。所谓复等位基因是指在一对同源染色体的某一基因位点上有 3 种或 3 种以上的基因，但对每个个体来说只能拥有其中的任意 2 个基因。基因 I^A、I^B 对 i 为显性，而 I^A 和 I^B 之间没有显性和隐性的区别，表现为共显性。所以基因型 I^AI^B 个体表型为 AB 血型。

根据孟德尔分离规律，已知双亲血型，就可以估计出子女可能出现的血型和不可能出现的血型（表 5-2），即双亲和子女之间在血型上具有特定的遗传关系，这在法医学的亲子鉴定中有一定意义。例如：父母双方血型分别为 AB 型和 O 型，他们的子女血型则是 A 型或 B 型，不可能是 AB 型和 O 型（图 5-7）。

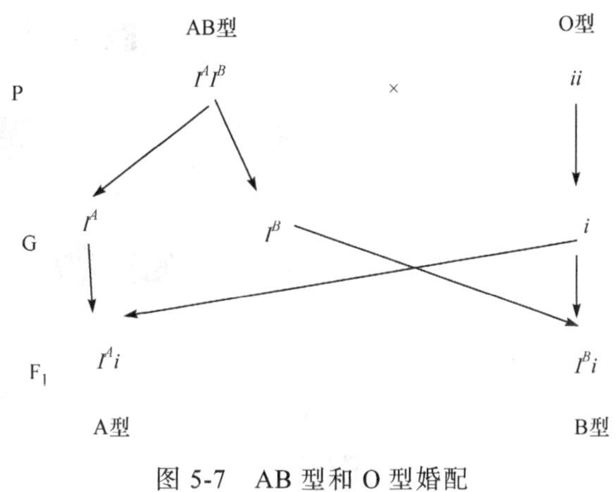

图 5-7 AB 型和 O 型婚配

考点：ABO 血型的遗传

表 5-2 双亲和子女之间 ABO 血型的遗传关系

双亲血型	子女中可能出现的血型	子女中不可能出现的血型
A×A	A，O	B，AB
A×O	A，O	B，AB
A×B	A，B，AB，O	—
A×AB	A，B，AB	O
B×B	B，O	A，AB
B×O	B，O	A，AB
B×AB	A，B，AB	O
AB×O	A，B	O，AB
AB×AB	A，B，AB	O
O×O	O	A，B，AB

知识链接

MN血型的遗传方式

MN血型是继ABO血型系统后被检出的第2个血型系统，由兰德斯泰纳(K. Landsteiner)和列维利(P. Lerine)两人在1927年发现的，根据红细胞上所含M、N抗原的不同，将血型分为M型、N型和MN型3种。MN血型系统也属于共显性遗传，基因型为MM的个体红细胞表面有M抗原，为M型血；基因型为NN的个体红细胞表面有N抗原，为N型血；由于基因M与N之间是共显性遗传，所以基因型为MN的个体红细胞表面既有M抗原，又有N抗原，为MN型血。1930年兰德斯泰纳因发现ABO血型和MN血型获得诺贝尔生理学或医学奖。

(四)不规则显性遗传

在具有某一显性基因的杂合子(*Aa*)中，由于受某种因素的影响，个体没有表现出相应的症状，导致显性遗传规律出现不规则，称为不规则显性遗传(irregular dominant inheritance)，也称为外显不全。未外显的杂合子尽管表型正常，但由于带有致病基因 *A*，仍可生出该病患儿，因此系谱中可以出现隔代遗传现象(图5-8)。例如，多指(趾)症(图5-9)、视网膜母细胞瘤就有外显不完全现象。

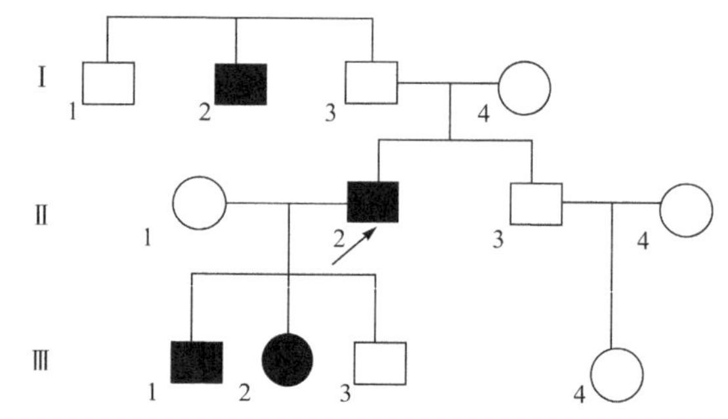

图5-8 一个多指症的系谱

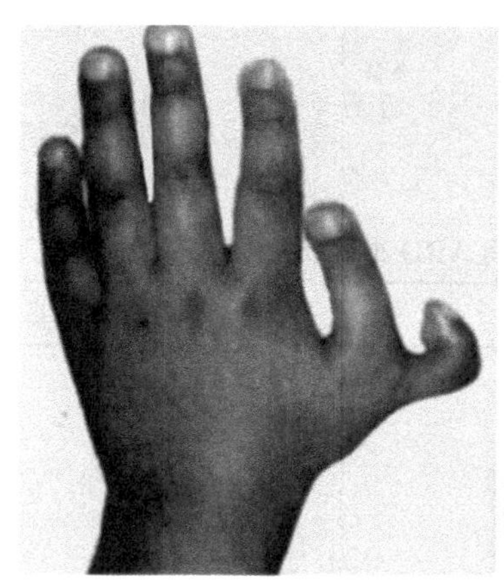
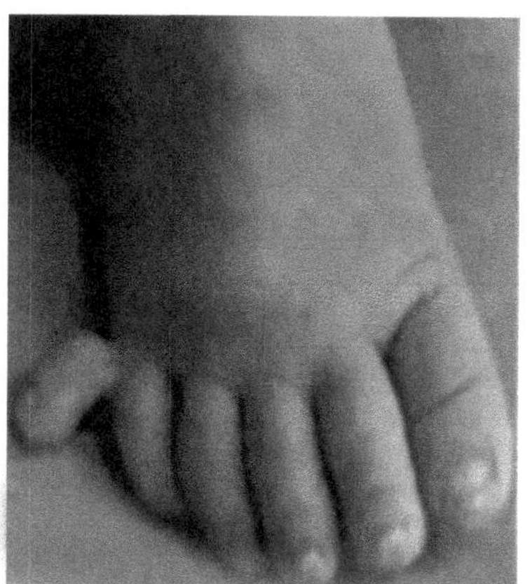

图5-9 多指(趾)症

(五)延迟显性遗传

有些常染色体显性遗传病，并非出生后即发病，而是需要发育到一定的年龄阶段才表现出疾病，这种遗传方式称为延迟显性遗传(delayed dominant inheritance)。较为常见的如亨廷顿舞蹈症、脊髓小脑共济失调Ⅰ型、家族性多发性结肠息肉等。

慢性进行性舞蹈病，致病基因定位于 4p16。杂合子（*Aa*）在 20 岁时只有少数发病，多在 40 岁以后发病，随年龄增长发病率逐渐增加，到 60 岁时发病率可达 94%。患者有进行性不自主的舞蹈样动作，以下肢舞蹈动作最常见，并可合并肌强直。病情加重时，可出现精神症状，如抑郁症，并伴有智力衰退。

考点：常染色体显性遗传的概念、类型、代表疾病和系谱特点

二、常染色体隐性遗传

控制某种性状或遗传病的基因位于常染色体上，其性质是隐性的，其遗传方式称为常染色体隐性遗传（AR）。由常染色体上的隐性基因控制的疾病称为常染色体隐性遗传病。

常见的常染色体隐性遗传病有先天性聋哑、苯丙酮尿症、尿黑酸尿症、半乳糖血症、肝豆状核变性、高度近视、白化病、镰状细胞贫血等。

白化病是典型的常染色体隐性遗传病。本病是由于缺乏黑色素导致皮肤呈白色或淡红色，毛发白色或淡黄色，虹膜及瞳孔红色，并且畏光（图 5-10）。

用 *A* 表示正常的显性基因，*a* 表示决定白化病的隐性基因，当隐性致病基因（*a*）纯合时个体才会患病，所以患者的基因型是纯合子（*aa*）。当个体为杂合状态（*Aa*）时，由于显性基因（*A*）的存在，致病基因（*a*）的作用不能表现，所以杂合子（*Aa*）不发病。这种带有致病基因但表型正常的个体称为致病基因携带者（carrier）。他（她）能将致病基因 *a* 传给后代。因此，患者的父母都是致病基因的携带者。如果两个携带者（*Aa*）婚配（图 5-11），后代中正常人与患者的比例为 3：1，即子女中将有 1/4 的概率为患者（*aa*），3/4 的概率为正常人，表型正常的子女中是携带者的概率为 2/3。

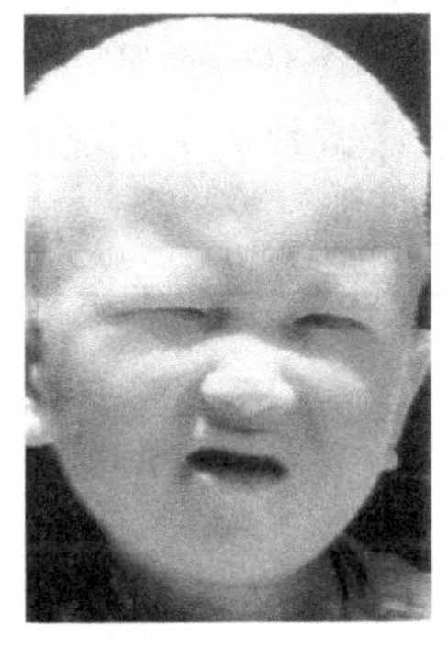

图 5-10　白化病

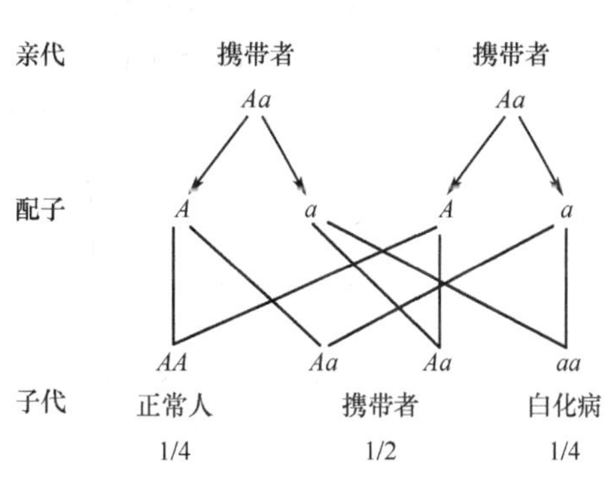

图 5-11　白化病携带者婚配

图 5-12 是一个白化病家族的系谱。通过此系谱可归纳出常染色体隐性遗传病的系谱特点如下。

考点：常染色体隐性遗传的概念、代表疾病及系谱特点

1. 不连续传递。即所谓的隔代遗传现象。常为散发，有的系谱只有先证者一个患者。
2. 男女患病机会均等。由于致病基因位于常染色体上，因而致病基因的遗传与性别无关。
3. 患者双亲表型正常，但都是携带者。
4. 患者同胞有 1/4 的发病概率，表型正常的同胞中是携带者的概率是 2/3。
5. 近亲婚配子女发病风险比随机婚配高。这是由于他们从共同的祖先得到相同致病基因的概率较大。

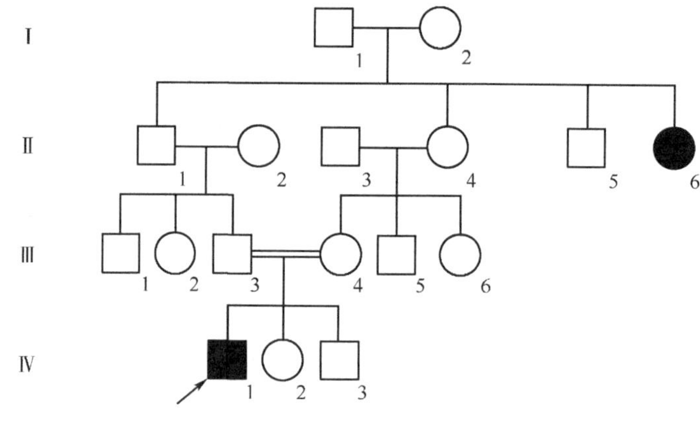

图 5-12　一个白化病家族的系谱

案例 5-2

有一对夫妇都很健康，婚后第一个孩子正常，第二个孩子却是镰状细胞贫血症患儿。

问题：1. 这对夫妇基因型是什么？

2. 如果该患儿和正常人结婚，其后代的基因型和表型会怎样？

3. 如果这个正常孩子和正常人结婚，其后代的基因型和表型又会怎样？

所谓近亲婚配，是指在 3～4 代之内有共同祖先的男女进行婚配。近亲个体带有从共同祖先那里传递下来的同一基因的概率要比非近亲高得多。有亲缘关系的个体，可能携带相同的致病基因，亲缘关系越近则携带相同致病基因的概率就越大。亲缘关系的远近用亲缘系数来表示。亲缘系数（coefficient of relationship）是指具有共同祖先的个体，在某一位点上携带相同基因的概率。亲缘关系越近，亲缘系数越大。亲缘关系与亲缘系数的关系见表 5-3。

表 5-3　亲缘关系与亲缘系数

与先证者的亲缘关系	亲缘系数
单卵双生	1
一级亲属（父母、同胞、子女、双卵双生）	1/2
二级亲属（祖父母/外祖父母、叔伯姑/舅姨、半同胞、侄/甥、孙子女/外孙子女）	1/4
三级亲属（曾祖父母/外曾祖父母、曾孙子女/外曾孙子女、表兄妹/堂兄妹）	1/8
四级亲属（表叔/表舅）	1/16

群体中携带者的频率为 1/50～1/500。如某一常染色体隐性遗传病在群体中携带者的频率是 1/50，两个随机婚配的夫妇生出患儿的概率为：1/50×1/50×1/4=1/10 000；表兄妹婚配生出患儿的概率为：1/50×1/8×1/4=1/1600，表兄妹婚配生出患儿的概率是随机婚配的 6.25 倍。如果某一常染色体隐性遗传病在群体中携带者的频率是 1/500，两个随机婚配的夫妇生出患儿的概率为：1/500×1/500×1/4=1/1 000 000。表兄妹婚配生出患儿的概率则为：1/500×1/8×1/4=1/16 000，表兄妹婚配生出患儿的概率是随机婚配的 62.5 倍。因此，近亲婚配不仅可以增加群体中隐性遗传病的发病率，而且发病率越高，其后代患病的风险越大。

三、X 连锁显性遗传

控制某种性状或遗传病的基因位于 X 染色体上，这些基因随 X 染色体的传递而传递，这种遗传方式称为 X 连锁遗传(X-linked inheritance，XL)。

在 X 连锁遗传中，男性的致病基因只能从母亲获得，将来只能传给女儿，不存在从男性到男性的传递，故称交叉遗传。

如果控制某种性状或遗传病的基因位于 X 染色体上，且基因的性质是显性的，其遗传方式称为 X 连锁显性遗传(XD)。位于 X 染色体上的显性基因控制的疾病称为 X 连锁显性遗传病。

常见的 X 连锁显性遗传病有抗维生素 D 佝偻病、遗传性肾炎、色素失调症、先天性眼球震颤等。

在 X 连锁显性遗传病中，假定致病基因是 X^A，则女性的基因型有 3 种：X^AX^A、X^AX^a、X^aX^a，其中 X^AX^A、X^AX^a 的个体患病，X^aX^a 的个体正常。男性的基因型有 2 种：X^AY、X^aY，其中 X^AY 的个体患病，X^aY 的个体正常。由于女性有 2 条 X 染色体，只要其中任何一条带有致病基因就会发病，故人群中女性患者多于男性患者，约是男性患者的 2 倍。另外，由于群体中致病基因的频率很低，故临床上很少见到纯合子(X^AX^A)女性患者。女性患者的基因型绝大多数为杂合子(X^AX^a)。杂合子女性患者病情一般较轻，可能是正常等位基因起到功能补偿作用。

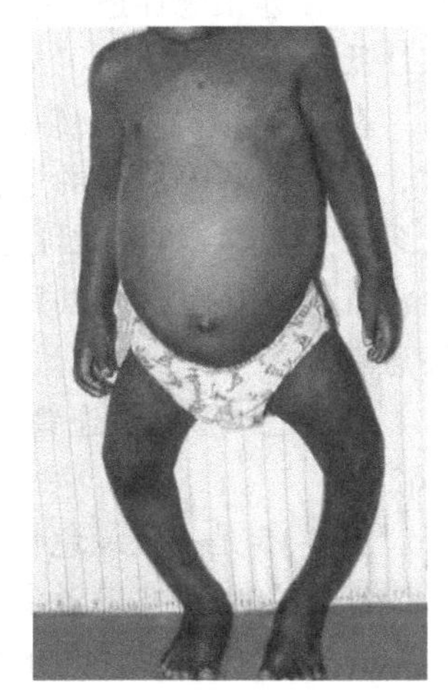

图 5-13　抗维生素 D 佝偻病

抗维生素 D 佝偻病(图 5-13)是 X 连锁显性遗传病。患者由于肾小管对磷酸盐的再吸收障碍，1 岁左右发病，表现出骨骼发育畸形、生长发育迟缓等佝偻病的症状和体征。大剂量维生素 D 治疗不能改善，故有抗维生素 D 佝偻病之称，致病基因定位于 Xp22。

图 5-14 是一个抗维生素 D 佝偻病系谱，通过此系谱可归纳出 X 连锁显性遗传病系谱特点。

考点：X 连锁显性遗传病的概念、代表疾病及系谱特点

1. 人群中女性患者多于男性患者，但女性患者的病情较轻。
2. 患者双亲之一是患者；如双亲无病，则源于基因突变。
3. 男性患者的女儿均为患者，儿子都正常；女性患者(杂合子)的儿子和女儿各有 50%的概率发病。
4. 系谱中常可看到连续传递现象。

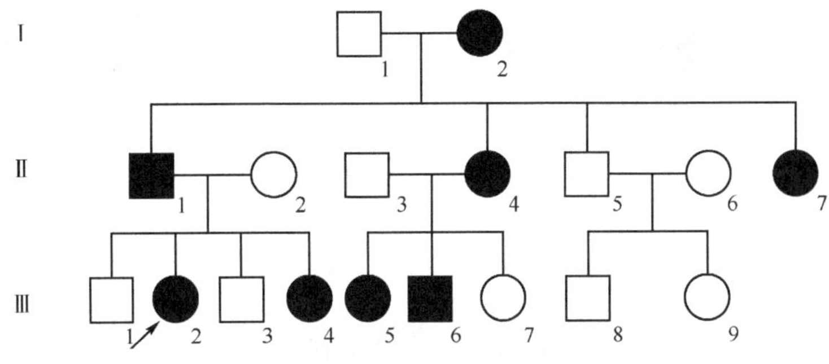

图 5-14　抗维生素 D 佝偻病的系谱

案例 5-3

某家庭母亲是色素失调症（X 连锁显性遗传）患者，父亲正常，生有一个女儿是色素失调症患者，一个儿子是正常人。

问题： 1. 如果这对夫妻以后生女儿，患病的概率多大？

2. 如果这对夫妇以后生儿子，患病的概率多大？

四、X 连锁隐性遗传

控制某种性状或遗传病的基因位于 X 染色体上，且基因的性质是隐性的，其遗传方式称为 X 连锁隐性遗传（XR）。位于 X 染色体上的隐性基因控制的疾病称为 X 连锁隐性遗传病。常见的 X 连锁隐性遗传病有红绿色盲、血友病 A、鱼鳞病、假肥大型进行性肌营养不良、家族性低血色素贫血等。

在 X 连锁隐性遗传中，由于女性有 2 条 X 染色体，当隐性致病基因在杂合状态（X^AX^a）时，受隐性基因控制的遗传病不显现出来，这样的女性是表型正常的致病基因携带者。女性只有当隐性致病基因达到纯合状态时（X^aX^a）才患病。男性只有 1 条 X 染色体，Y 染色体上没有等位基因，所以只要 X 染色体上有一个隐性致病基因（X^a）就患病，故男性患者较女性患者多。

红绿色盲是 X 连锁隐性遗传病。表现为对红、绿色的辨别力降低，致病基因定位于 Xq28。

图 5-15 是一红绿色盲系谱，通过此系谱可归纳出 X 连锁隐性遗传病系谱特点。

考点： X 连锁隐性遗传病的概念、代表疾病及系谱特点

1. 人群中男性患者多于女性患者，系谱中往往只有男性患者。

2. 双亲无病时，儿子可能发病，女儿不会发病。

3. 由于交叉遗传，男性患者的兄弟、外祖父、舅父、姨表兄弟、外甥、外孙等有可能是患者。

4. 男性患者，其母亲是携带者或患者，女儿均为携带者。

5. 女性患者，其父亲一定是患者，母亲至少是携带者。儿子一定是患者，女儿均为携带者。

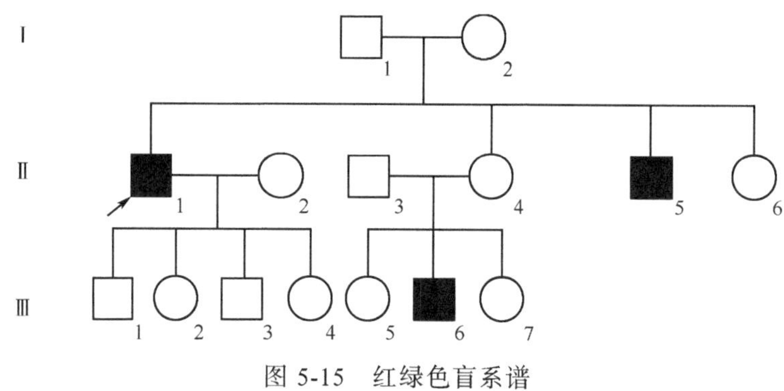

图 5-15 红绿色盲系谱

五、Y 连锁遗传

控制某种性状或遗传病的基因位于 Y 染色体上，并随着 Y 染色体而传递，其遗传方式称

为Y连锁遗传(YL)。致病基因只由父亲传给儿子，再由儿子传给孙子，女性没有Y染色体，故女性不会出现相应的遗传性状或遗传病，因此又称为全男性遗传。

外耳道多毛症是Y连锁遗传病。到了青春期，患者外耳道中可长出2～3cm成簇的黑色硬毛，常伸出耳孔之外(图5-16)。

图5-17是一个外耳道多毛症的系谱，该系谱中祖孙三代患者全为男性。

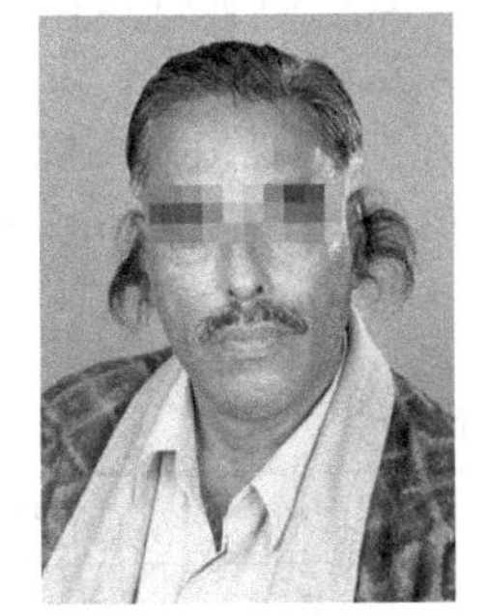

图5-16 外耳道多毛症

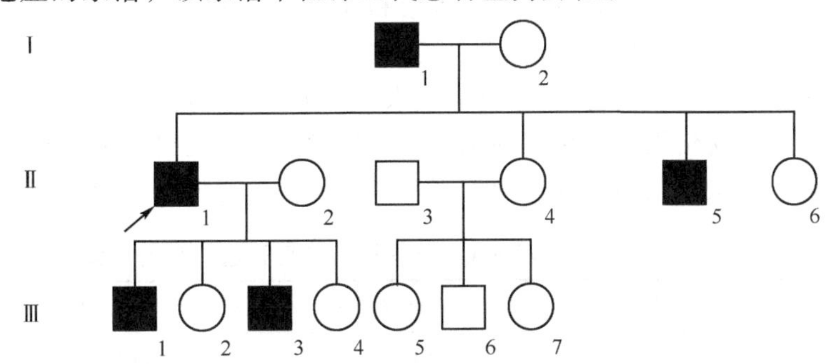

图5-17 外耳道多毛症的系谱

考点：Y连锁遗传病的系谱特点

第3节 多基因遗传病

案例5-4

小张近期持续出现多饮、多尿、多食和消瘦等症状，来医院就诊，经过检查确诊为糖尿病。医生在临床诊断时，询问小张家族中是否也有糖尿病患者，这引起了小张的好奇。

问题：你能解答小张的疑问吗？

一些遗传性状和遗传病不是由一对基因控制，而是由多对基因控制，每对基因对该遗传性状或遗传病所起的作用微小，这些基因易受环境因素的影响，而且其作用可以累加，这些基因称为微效基因(minor gene)。由多对微效基因和环境因素的共同作用而引起的疾病称为多基因遗传病(polygenic disease)，简称多基因病。人类的一些常见疾病，如高血压、冠心病、糖尿病、哮喘、精神分裂症及唇裂、腭裂等都属于多基因病。

一、易患性与发病阈值

在多基因遗传病中，由遗传因素和环境因素共同作用决定个体患病可能性的大小，称为易患性(liability)。易患性低，患病的可能性小；易患性高，患病的可能性大。在一定环境条件下，易患性代表个体所携带致病基因数量的多少。在群体中，大多数人的易患性都接近平均值，很高和很低的个体很少，呈正态分布。如果一个人的易患性达到一定限度，这个个体就患病，那么使个体患病的易患性最低限度就称为发病阈值(threshold)。阈值的存在将

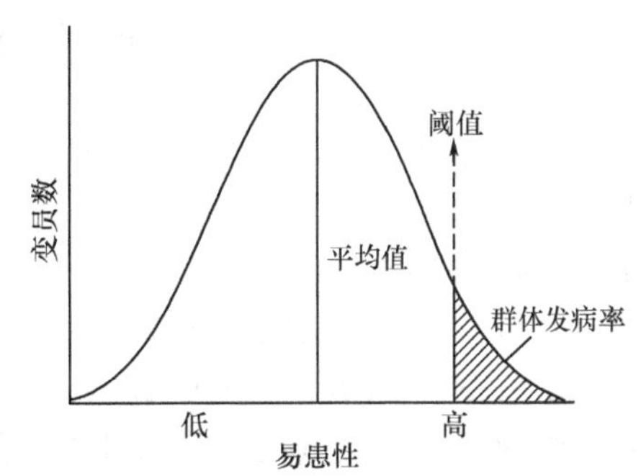

图5-18 多基因病的群体易患性变异分布

易患性变异分为两部分：正常群体和患病群体（图 5-18）。在一定环境条件下，阈值代表个体患病所必需的、最低的致病基因的数量。

二、遗传度

多基因遗传病是由遗传因素和环境因素的双重作用决定的，其中遗传因素所起作用的大小称为遗传度(heritability)，又称遗传率，一般用百分率(%)来表示。遗传度越大，说明遗传因素所起的作用越大。表 5-4 是人类常见多基因遗传病遗传度统计，凡遗传度 70%～80%者，则表明遗传因素在决定易患性变异或发病上占主要作用；相反，遗传度在 30%～40%者，则表明在决定发病上环境因素起主要作用，而遗传因素的作用较小。

表 5-4　一些常见多基因遗传病的群体发病率和遗传度

疾病	群体发病率(%)	遗传度	疾病	群体发病率(%)	遗传度
唇裂±腭裂	0.17	76	精神分裂症	1.0	80
腭裂	0.04	76	糖尿病（早发型）	0.2	75
先天性髋关节脱位	0.07	70	原发性高血压	4～8	62
先天性畸形足	0.1	68	冠心病	2.5	65
先天性巨结肠	0.02	80	哮喘	4	80
脊柱裂	0.3	60	消化性溃疡	4	37
无脑儿	0.5	60	强直性脊柱炎	0.2	70
先天性心脏病（各型）	0.5	35	先天性幽门狭窄	0.3	75

三、多基因遗传病的特点

考点：多基因遗传病、易患性、阈值和遗传度的概念及多基因遗传病的特点

多基因遗传病的形成是微效基因和环境因素双重作用的结果，特点如下：

1. 多基因病发病有家族聚集倾向，但在系谱分析中不符合任何一种单基因遗传方式。患者同胞发病率一般为 1%～10%，高于该病的群体发病率。

2. 家族中多基因病患者越多或病情越严重，亲属再发风险越大。

3. 随着亲属级别的降低，患者亲属发病风险迅速下降。

4. 近亲婚配时，子女再发风险也增高，但不如常染色体隐性遗传病那样显著。

5. 不同种族的基因不同，所以有些多基因遗传病的发病率存在种族差异。

四、多基因遗传病再发风险的估计

1. 在遗传度较高（遗传度 70%～80%）且群体发病率为 0.1%～1.0%的多基因遗传病中，患者一级亲属的发病率大约等于一般群体发病率(P)的平方根(Edward 公式)。例如，唇腭裂在群体的发病率为 0.17%，患者一级亲属的发病率约为 4.00%。图 5-19 表明了群体发病率、遗传度和患者一级亲属发病率的关系，从中可以估计多基因病的发病风险。例如，无脑儿的群体发病率为 0.5%，在图中查出 0.5 之点，做一垂直线与纵轴线平行，找出垂直线与遗传度为 60%的斜线交叉点做一与横轴平行的平行线交于纵轴，即可读出一级亲属的发病率为 4.4%。

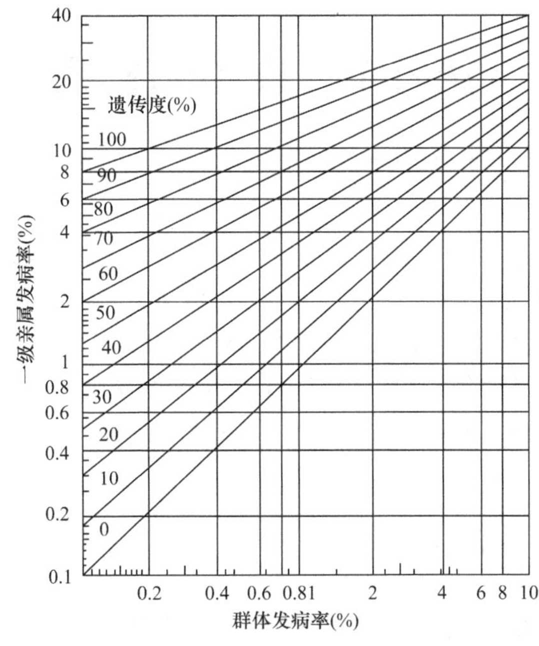

图 5-19　群体发病率、遗传度与患者一级亲属发病率的关系

2. 患者亲属的发病率随着亲缘关系的降低而逐渐降低。例如，唇腭裂群体发病率为0.17%，患者一级亲属的发病率为 4.00%，患者二级亲属的发病率为 0.70%，患者三级亲属发病率为 0.30%。

3. 当一个家庭中患者人数越多，亲属再发风险就越高。例如，一对夫妇已有一个唇裂的患儿，再次生育时其子女患病的再发风险为 4%；如果这对夫妇又生了第二个唇裂患儿，第三胎子女患病的再发风险就会增高 2～3 倍，接近 10%。生育患儿越多，说明这对夫妇携带的致病基因越多，其子女再发风险必然相应提高。

4. 患者病情越严重，其一级亲属的再发风险就越高。例如，一侧唇裂患者，其同胞的再发风险为 2.46%；一侧唇裂并腭裂患者，其同胞的再发风险为 4.21%；两侧唇裂并腭裂患者，其同胞的再发风险为 5.74%。这是因为患者病情越严重，说明携带的致病基因越多，其后代的再发风险就越高。

5. 当某种多基因病的发病存在性别差异时，说明该病在不同性别中的发病阈值是不同的。群体发病率高的性别其发病阈值低，该性别患者的子女再发风险低；相反，群体发病率低的性别其发病阈值高，其子女再发风险高。例如，如先天性幽门狭窄，男性的群体发病率为 0.5%，女性的群体发病率为 0.1%，男性发病率是女性发病率的 5 倍。男性患者的儿子发病率为 5.5%，女儿发病率为 2.4%；而女性患者的儿子发病率为 19.4%，女儿发病率为 7.3%。

考点：多基因遗传病的特点和再发风险的估计

知识链接

高血压

高血压属多基因遗传病，也是心脑血管病最主要的危险因素，以体循环动脉血压[收缩压和(或)舒张压]升高为主要特征[收缩压≥140mmHg 和(或)舒张压≥90mmHg]，长期血压升高会引起肾损害、心脏病、脑血管疾病等严重的脏器损害，发病的原因除遗传因素外，还受到年龄增长、肥胖超重、精神压力大、高盐饮食、过量饮酒、经常吸烟、缺乏运动等因素的影响。

第4节 染色体病

案例 5-5

患儿，男，3 岁。因发育异常、智力低下就诊。患儿出生时体重 3200g，身长 35cm，无窒息，无损伤，外观基本正常。患儿出生时，母亲 35 岁，父亲 34 岁。当患儿 1 周岁时，家长发现异常，表现为行动迟缓，比同龄儿童翻身、爬行、站立困难，至今行动仍不灵活，肌肉无力；语言障碍；智力低下等。体格检查：体温 36.5℃，心率 110 次/分，伴有杂音，体重 12kg，精神稍差，反应迟缓，目光较呆滞，肌张力较低，生理反射存在，眼间距较宽，鼻根低平，舌大外伸，流涎。通贯手，第 1、2 脚趾间距大。

问题： 1. 患儿患的是什么病？

2. 该病的发病机制是什么？

染色体是遗传物质 DNA 的载体，正常情况下，人体细胞内的染色体的数目和形态结构相对稳定，奠定了个体遗传性状相对稳定的基础。但是，这种稳定性是相对的，一旦这种稳定性被打破，就会导致染色体异常，使细胞的遗传功能受到影响而造成机体不同程度的损害，从而引起染色体病。

一、染色体异常

染色体异常是指染色体在数目上或结构上所发生的改变。包括染色体数目异常和染色体结构畸变。

（一）染色体数目异常

人类体细胞中染色体是成对存在的，有 46 条即 23 对染色体，这 23 对染色体可以分成 2 组，每一组包含 22 条常染色体和 1 条性染色体。人类正常精子（或卵子）中的染色体组成一个染色体组。这一组染色体互相协调，共同控制生物生长、发育、遗传和变异，彼此之间都是非同源染色体。对人类来说，凡是含有一个染色体组的细胞或个体称为单倍体（haploid）（n=23），所以精子和卵均为单倍体细胞；精、卵结合后形成的受精卵则含有两个染色体组，由受精卵发育而来的个体称为二倍体（diploid）（2n=46）。以二倍体为标准，体细胞中的染色体数目超过或者少于 46 条的称为染色体数目异常。包括整倍性改变、非整倍性改变和嵌合体。

1. 整倍性改变　如果体细胞中的染色体数在二倍体的基础上整组增加或减少则称为整倍性改变。如果体细胞中减少一个染色体组可形成单倍体，单倍体在人类中尚未见到。如果体细胞中增加一个染色体组则形成三倍体（triploid）。以此类推还可形成四倍体、五倍体等。在人类中三倍体及三倍体以上的胚胎是致死的，在流产胚胎中常见，是流产的原因之一。

三倍体形成的原因主要是：①双雄受精。两个正常的精子同时进入一个成熟的卵子中，可形成 69，XXX；69，XXY；69，XYY 三种核型的受精卵。②双雌受精。卵子发生时，由于某种原因没有形成极体，形成二倍体卵子，这种异常卵子与一个正常的精子结合，可形成 69，XXX；69，XXY 两种核型的受精卵（图 5-20）。

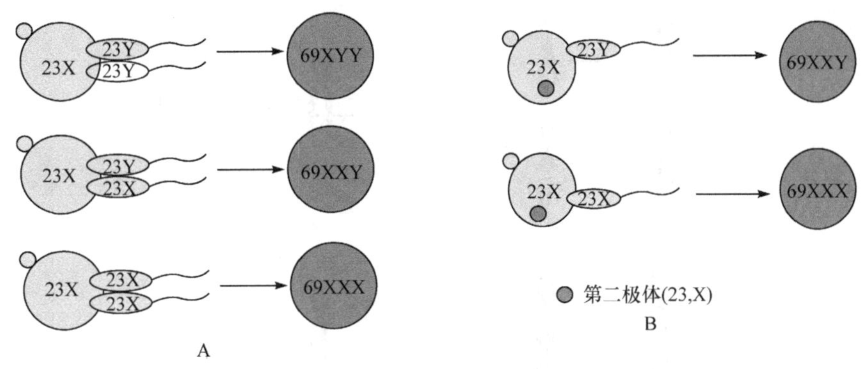

图 5-20　三倍体发生机制

A. 双雄受精；B. 双雌受精

2. 非整倍性改变　如果一个个体细胞内染色体数目在二倍体的基础上增加或减少一条或数条，而并非成倍增减则称为非整倍性改变。染色体数目少于46条的细胞或个体称为亚二倍体(hypodiploid)。在亚二倍体中，某对同源染色体丢失一条的称为某号染色体的单体型(monosomy)(2n−1)。染色体数多于46条的细胞或个体称为超二倍体(hyperdiploid)。在超二倍体中，某对同源染色体多一条的称为某号染色体的三体型(trisomy)(2n+1)。三体型是人类中最常见的染色体异常类型。某号染色体具有4条或4条以上则称为多体型。

非整倍性改变产生的主要原因是由于在生殖细胞形成过程中减数分裂时发生染色体不分离或丢失，导致形成异常的生殖细胞，当与正常的生殖细胞结合后，就可形成非整倍体(图5-21)。受精卵在早期卵裂过程中也会出现染色体不分离现象，从而导致三体型的形成。

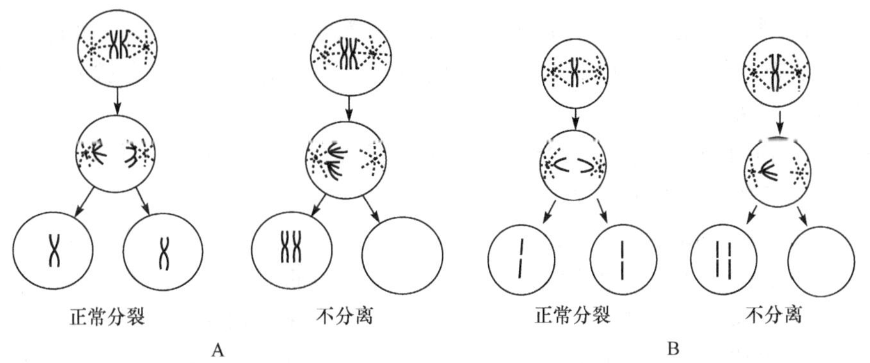

图 5-21　减数分裂中染色体不分离

A. 减数分裂后期Ⅰ染色体不分离；B. 减数分裂后期Ⅱ染色体不分离

3. 嵌合体　具有两种或两种以上不同核型的细胞系的个体称为嵌合体(mosaic)。嵌合体的形成主要是由于受精卵在早期卵裂时发生了染色体不分离所致。嵌合体临床症状的轻重取决于哪种细胞系占优势，而细胞系的比例又取决于染色体发生不分离时间的早晚，不分离发生越晚，正常细胞系所占比例越大，异常细胞系比例越小，临床症状相对就较轻。

(二)染色体结构畸变

在物理、化学及生物等因素的作用下，人类染色体可能发生断裂。如果断裂发生后，断片在原位愈合或重接，一般不会产生有害的遗传效应；如果断片没有原位重接，而是变位重接或丢失，就会形成各种不同的畸变染色体。根据染色体重接方式的不同，将染色体结构畸变分为以下几种类型(图5-22)。

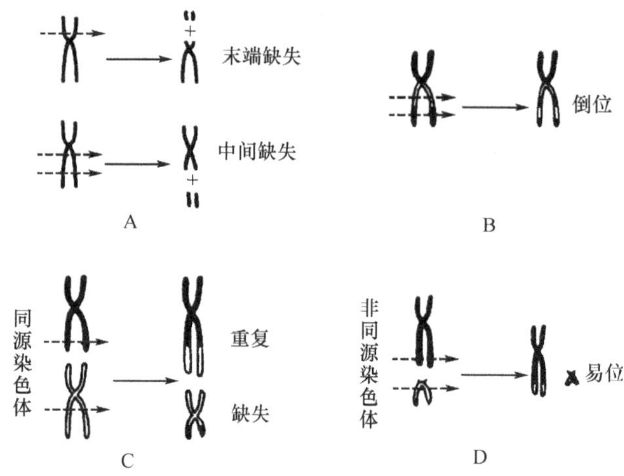

图 5-22 染色体结构畸变图解

A. 缺失；B. 倒位；C. 重复；D. 易位

1. 缺失(deletion，del) 是指染色体发生了片段的丢失。是由于染色体某处发生断裂后，其断片丢失所形成的一种结构畸变。可分为末端缺失和中间缺失两种类型。末端缺失是指染色体发生一次断裂后，不含着丝粒的末端部分丢失；中间缺失是指染色体同一臂上发生两处断裂，两断裂点之间的部分丢失，其余的两个片段重接。

2. 倒位(inversion，inv) 是指一条染色体上同时出现两处断裂，断点中间的片断倒转180°，重新连接起来而使这一片段的基因排列顺序颠倒。可分为臂内倒位和臂间倒位。颠倒片段不包含着丝粒的倒位称为臂内倒位，颠倒片段包含着丝粒的倒位称为臂间倒位。临床上臂间倒位比臂内倒位多见。在人群中 9 号染色体的臂间倒位最多，发生率可达 1%。习惯性流产夫妇中，9 号染色体臂间倒位的发生率明显高于一般人群，这一现象提示这种倒位可能与习惯性流产有一定关系。

3. 重复(duplication，dup) 是指一对同源染色体，其中一条染色体发生一处断裂，断片接到它的同源染色体上，导致这条染色体上某个片段的重复。

4. 易位(translocation，t) 是指一条染色体臂的一段移接到另一非同源染色体臂上，这种结构畸变称为易位。主要有相互易位、罗伯逊易位和插入易位等。两条非同源染色体间相互交换染色体片段称为相互易位。罗伯逊易位是一种特殊的相互易位，是指两条近端着丝粒染色体在着丝粒或其附近部位断裂，然后两者长臂重接成一条染色体，两者短臂也可重接成一条很小的染色体，但因其小，遗传物质少，很容易丢失。插入易位又称单方易位，是指两条非同源染色体之间同时发生断裂，但只有其中的一条染色体片段插入到另一条染色体的非末端部位。

考点：染色体异常的类型及各自的概念

对于相互易位来说，因为没有遗传物质的增减，所以通常不会引起明显的遗传效应，即对个体的发育一般无严重影响，这种易位称平衡易位。具有易位染色体但表型正常的个体称平衡易位携带者。在人群中，平衡易位携带者的比例可达 2‰。虽然携带者自身表型正常，但可形成异常的生殖细胞，从而引起流产、死胎或畸形儿。

二、常见染色体病

由染色体数目异常或结构畸变引起的疾病称为染色体病(chromosome disease)。由于染色体异常涉及的基因较多，所以机体的异常情况可能会涉及许多器官、系统，临床表现也多种多样，因而染色体病通常表现为多器官多系统异常的综合征，如多发畸形、智力障碍、生长发育迟缓、皮纹改变等，故常称染色体综合征。

根据染色体的种类，将染色体病分为常染色体病(autosomal disease)和性染色体病(sex chromosomal disease)两大类。

(一)常染色体病

由于常染色体(1～22号)数目异常或结构畸变引起的疾病称为常染色体病。

1. 21三体综合征　又称先天愚型，是人类最早确认的，也是最常见的一种染色体病。1866年由英国医生朗顿·唐(Langdon Down)首先描述此病，故又称唐氏综合征(Down综合征)。1959年法国细胞遗传学家勒热纳(J. Lejeune)首先证实本病病因是多了一条21号染色体，故此得名。

(1)发病率：本病在新生儿中的发病率为1/800～1/600，男性多于女性。人群中受本病累及的胎儿和新生儿致死率较高，故在人群中调查所得的发病率并不太高。

(2)临床表现：本病患者有多种临床表现，主要表现为智力低下，生长发育迟缓，有特殊面容：眼裂小，眼间距宽，外眼角上斜，鼻根低平，耳位低，颌小，腭狭，口常半开，舌大常外伸，流涎，故又称伸舌样痴呆。约50%患者有通贯手，atd角为70°～80°(正常人atd角平均为41°)，踇趾与第2趾之间相距较大(图5-23)。50%左右的患者有先天性心脏病，主要是房间隔缺损、室间隔缺损。易患呼吸道感染和白血病。男性睾丸通常有隐睾，睾丸有生精过程，但精子减少，尚未见有生育者。女性患者通常无月经，但有少数能妊娠和生育。

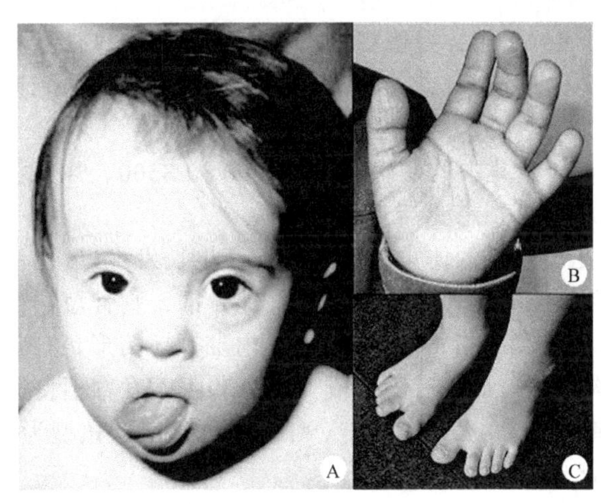

图5-23　唐氏综合征患者

A. 特殊性面容；B. 通贯手；C. 第1、2趾间距宽

(3)核型：患者的核型可分为3种类型。

单纯型：核型为47, XX(XY), +21，患者全身所有体细胞均多一条21号染色体(图5-24)。该型患者临床症状典型，约占全部病例的92.5%。

易位型：常见核型为46，XX(XY)，−14，+t(14q21q)。约占全部病例的5%。

嵌合体型：核型为46，XX(XY)/47，XX(XY)，+21。较少见，约占2.5%。

(4)发病原因：单纯型产生的原因是父母生殖细胞形成过程中，减数分裂过程中发生了21号染色体不分离。其中，约95%是由于母亲卵子形成过程中发生染色体不分离所致。发病率随着母亲生育年龄的增长而增高，尤其是母亲年龄>35岁时，发病率明显增高。易位型产生的原因主要是14号染色体和21号染色体发生了罗伯逊易位导致。嵌合体型的发生原因是正常受精卵在胚胎发育早期的卵裂中21号染色体发生了不分离，其结果是产生45/46/47细胞系的嵌合体。但由于45细胞系易被选择性淘汰，所以患者常表现为46/47细胞系的嵌合体。

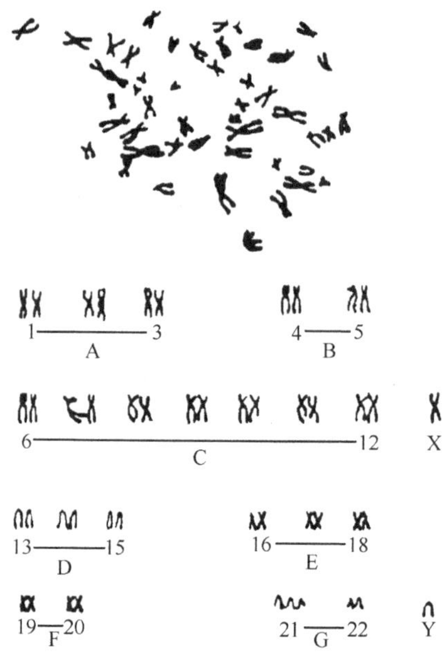

图 5-24　唐氏综合征患者的核型

2. 18三体综合征　1960年，爱德华(Edward)首先在未显带标本上发现此病病因是多了一条E组染色体，故又称Edward综合征。1961年，帕陶(Patau)证实多的这条染色体是18号染色体。

(1)发病率：本病在新生儿中的发病率为1/8000～1/3500。男女之比1∶4，患儿多在出生后2～3个月死亡，只有极个别患儿活到儿童期。

(2)临床表现：患儿出生时低体重，智力低下，生长发育迟缓，多发畸形达115种以上。小眼、眼距宽，小颌，低位畸形耳。全身骨骼发育异常，胸骨短，骨盆狭窄。手呈特殊握拳状(第3、4指贴掌心，第2、5指重叠其上)，足内翻，摇椅形足(图5-25)。95%的患者伴有先天性心脏病、腹股沟疝等畸形。有隐睾或大阴唇和阴蒂发育不良等。

(3)核型：80%患者核型为47，XX(XY)，+18，少数患者的核型为嵌合型，即46，XX(XY)/47，XX(XY)，+18，此外还有易位型。

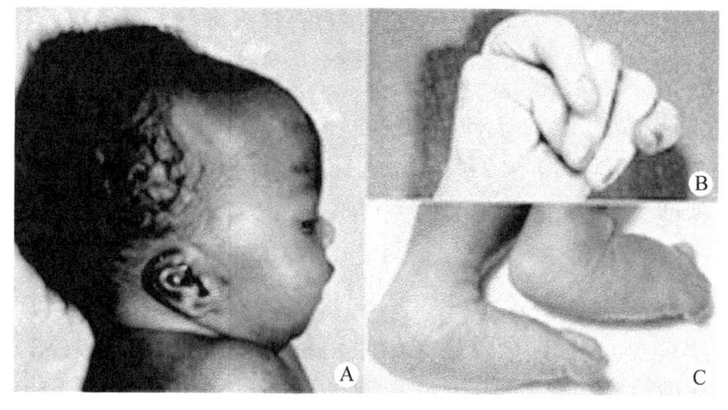

图 5-25　18三体综合征

A. 耳低位；B. 特殊握拳姿势；C. 摇椅足

(4) 发病原因：同唐氏综合征的发生原因一样，一般是由于母亲的卵母细胞在减数分裂时，18号染色体不分离，产生了含有两条18号染色体的卵子，这种卵子与正常精子结合后即形成18三体。该病的发生于母龄增长有关。

3. 13三体综合征　1960年由帕陶（Patau）首次报道，故又称帕陶（Patau）综合征。

(1) 发病率：本病新生儿的发病率仅为1/6000。

(2) 临床表现：患儿的畸形比上述两种综合征更为严重，存活率极低。严重智力低下，小头畸形，小眼或无眼，眼距宽，耳位低，常伴有唇裂、腭裂，多指（趾），握拳如18三体综合征，足内翻，各种类型的心脏病，通贯手，atd角增大，弓形纹增多等。

(3) 核型：80%患者核型为47，XX（XY），+13，约20%病例为嵌合型和易位型。

(4) 发病原因：13三体综合征发生的原因目前了解甚少，母亲高龄可能是原因之一。

4. 5p⁻综合征　1963年由勒琼(Lejune)等首次报道，患儿哭声似小猫叫，命名为猫叫综合征。1964年证实本病为5号染色体短臂部分缺失所致，故又称为5p⁻综合征。

(1) 发病率：本病在新生儿中发病率为1/50 000，女性多于男性。在智力低下的患儿中占1%～1.5%。在常染色体结构畸变患儿中居首位。

(2) 临床表现：患儿出生时面圆如满月状，由于喉肌发育不良致哭声似猫叫，但随着年龄的增长上述表现逐渐消失。患儿生长发育迟缓，智力低下；头小，眼距宽，内眦赘皮，外眼角下斜，鼻梁扁平，小颅，牙错位，耳位低；全身肌张力低，脊柱和脚畸形，手足小，掌骨较短，并伴有掌纹异常；50%患儿伴有先天性心脏病。大部分患儿可生存至儿童期，少数可活至成年，多有语言障碍（图5-26）。

(3) 核型：患儿的核型为46，XX（XY），5p⁻。患儿5号染色体的短臂缺失大小不一，但均包括5p14或5p15，说明5p14或5p15是该病发生的关键。

(4) 发病原因：患儿双亲之一在生殖细胞形成过程中，5号染色体短臂发生断裂现象，产生带有5号染色体断臂缺失的生殖细胞，此生殖细胞受精后引起异常发育而形成5p⁻综合征。

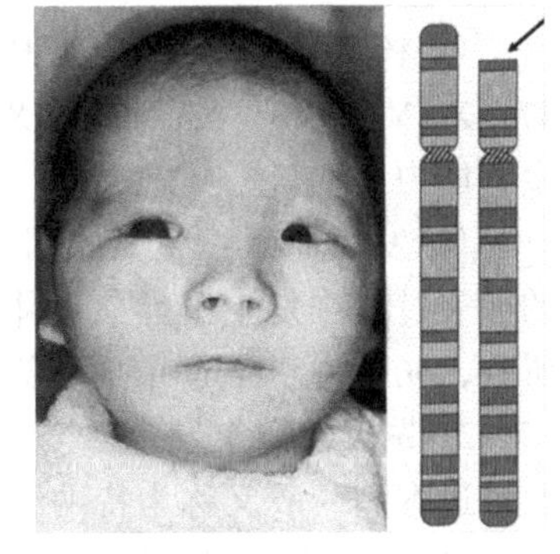

图5-26　5p⁻综合征患儿及染色体

（二）性染色体病

性染色体病是指人类X染色体或Y染色体数目异常或结构畸变所引起的疾病。这类疾病共同的临床特征为性发育不全或两性畸形。一般来说，性染色体病对人类的危害程度比常染色体病轻。

1. 先天性睾丸发育不全综合征　1942年由Klinefelter首先从临床角度描述了这一综合征，故又称克氏综合征（Klinefelter综合征）。1959年Jacobs等确认这类患者核型为47，XXY，故又称为XXY综合征。

(1) 发病率：本病发病率约占新生儿男性的1/1000。根据国外在白种人中的统计，身高180cm以上的男性发病率约为1/260，在因不育而就诊的男性中为1/20。临床统计本病发病率在染色体病中居第3位。

(2) 临床表现：患者外观男性。儿童期一般无症状，少数患者智力低下。青春期开始后症状逐渐明显，患者身材高大（常在180cm以上），四肢细长，阴茎短小，睾丸小且不发育，不能产生精子，故无生育能力。第二性征发育差，无胡须，体毛、腋毛稀少，阴毛分布似女性，稀少或无，无喉结，皮肤细嫩，少数有乳房发育。部分患者心血管异常，某些患者有精神异常或精神分裂症倾向（图5-27）。

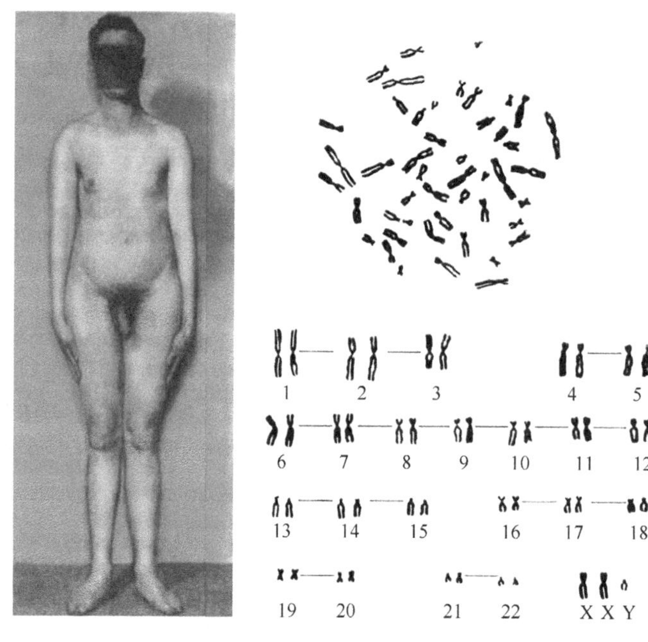

图 5-27 先天性睾丸发育不全综合征患者及染色体核型

(3) 核型：80%以上患者核型为 47，XXY（图 5-27），有 10%～20%的患者核型为 46，XY/47，XXY 和 46，XY/48，XXXY 嵌合型。如果患者为嵌合体，其一侧可具有正常睾丸而有生育能力。

(4) 发病原因：主要原因是由于患者双亲之一在减数分裂形成生殖细胞过程中或受精卵的卵裂过程中发生了性染色体不分离。其中，60%的患者是由于母亲的性染色体发生不分离所致，40%的患者是由于父亲的性染色体发生不分离所致。

2. 先天性卵巢发育不全综合征　1938 年美国的内分泌专家亨瑞·特纳（Henry Turner）首次描述本病，故又称为特纳综合征（Turner 综合征）。

(1) 发病率：据统计，约 99%的胚胎在胎儿期自然流产，活婴中的发病率约为 1/4000。

(2) 临床特征：患者外观女性，身材矮小（多为 120～140cm）。原发性闭经，乳房发育差，乳头发育不全，乳间距宽，卵巢发育差，呈条索状，无滤泡生成而不育，子宫发育不全，外生殖器幼稚型。60%患者有蹼颈，颈短，后发际低，肘外翻。约 50%患者伴心、肾畸形（图 5-28）。

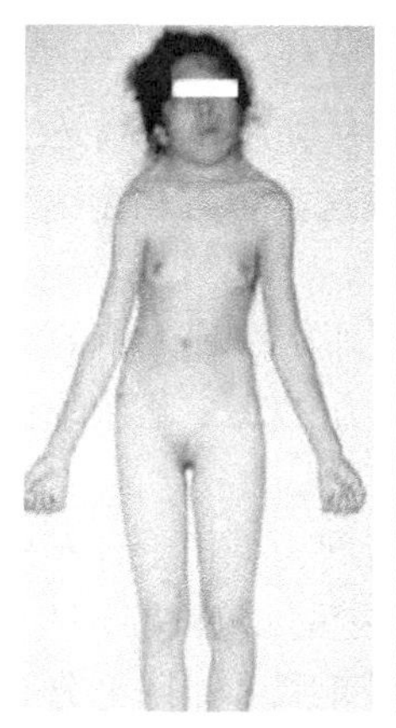
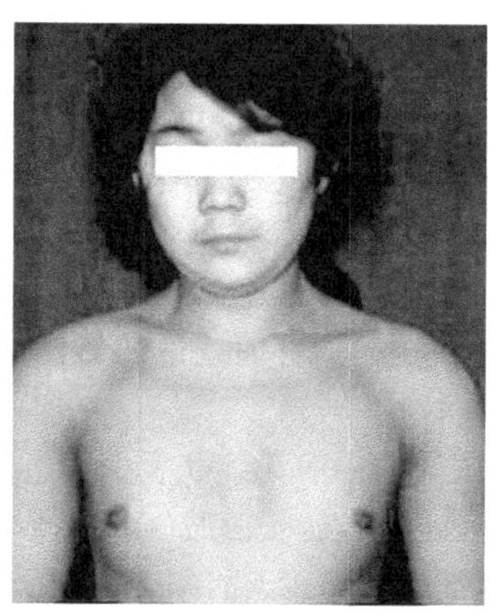
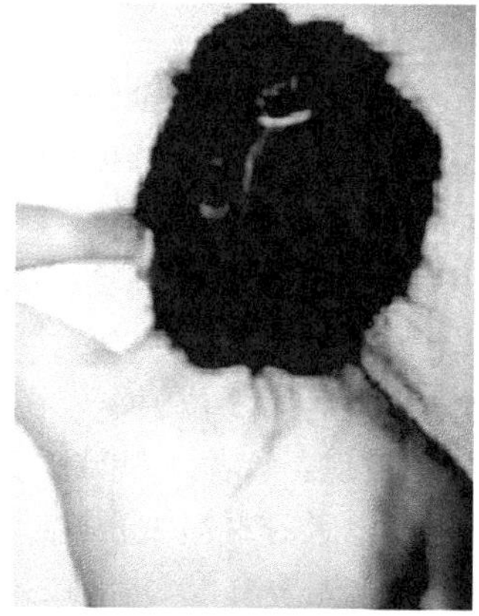

图 5-28 先天性卵巢发育不全综合征

(3)核型：大多患者核型为45，X(图5-29)；也有部分患者核型为45，X/46，XX。嵌合体型患者临床表现较轻，只有体矮、条索状性腺和原发闭经等症状，轻者可能有生育能力。

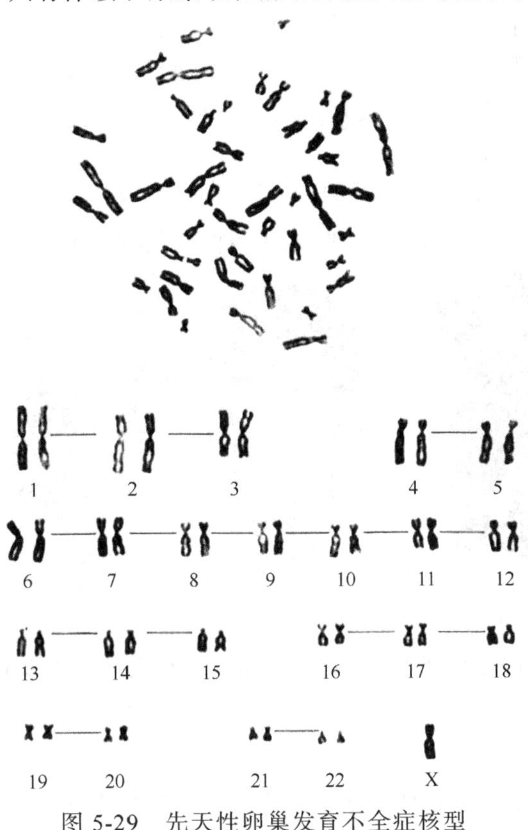

图5-29　先天性卵巢发育不全症核型

(4)发病原因：一般认为，Turner综合征的发病原因是患者双亲之一在生殖细胞发生过程中，发生了性染色体不分离。70%～80%是由于父亲生殖细胞发生X染色体不分离，使得精子中缺失X染色体。

3. XYY综合征　1961年由桑德伯格(Sandburg)等首次报道。由于患者体细胞比正常男性多了一条Y染色体，故又称超雄综合征。

(1)发病率：在男性中的发病率约为1/900。

(2)临床表现：患者外观男性，身材高大，常在180cm以上。而且发病率有随个体身高的增加而升高的趋势。患者智力正常或轻度低下。多数患者性格和行为异常，易兴奋，性情较为暴躁，自控力差，易发生攻击性的行为。一般有生育能力。

(3)核型：患者核型多为47，XYY。

(4)发病原因：一般认为是患者的父亲在形成精子时，减数第二次分裂过程中带有Y染色体的次级精母细胞发生了Y染色体两姐妹染色单体的不分离，产生了含有两条Y染色体的精子，与卵子结合后，便形成了XYY个体。

4. 脆性X综合征　1969年由H.A Lubs在一个家族性X连锁，智力障碍家庭中首次观察到患者一条X染色体在Xq27.3处呈细丝样结构，且所连接的长臂末端形似随体。由于这一细丝样结构容易断裂，故称为“脆性部位”，这条X染色体就称为脆性X染色体。脆性X染色体所导致的智力低下等一系列病症称为脆性X综合征。

(1)发病率：本病在男性群体中发病率较高，为1/1500～1/1000，在男性智力低下患者中

10%～20%为本病引起。

(2)临床表现：以智力低下、行为异常、语言障碍和变异的体征为其主要临床特征。主要表现为中重度的智力低下，语言障碍，算术能力差，性格孤僻，伴有特殊面容：长脸、方额、前额突出、大耳朵、高腭弓、嘴大唇厚、下颌大并前突等，青春期后可见明显大于正常的睾丸(图 5-30)。患者还会出现胆怯、忧郁、行为被动、有精神病倾向等，部分患者有多动症。

(3)核型：46，fraX(q27)Y。

(4)发病原因：一般认为男性患者的 fraX 来自携带者母亲。女性有两条 X 染色体，故女性携带者不会发病，但实际上约有 1/3 的女性携带者有轻度的智力低下。

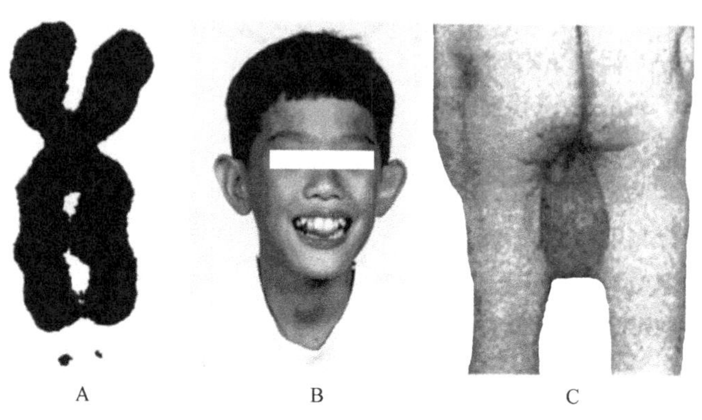

图 5-30 脆性 X 综合征患者表型特征及 FraX 染色体

A. 脆性 X 染色体；B. 脆性 X 综合征患者；C. 患者大睾丸

(三)两性畸形

两性畸形(hermaphroditism)是指某一个体在内外生殖系统或第二性征等方面兼具两性的特征。根据患者体内是否有两性性腺，分为真两性畸形(true hermaphroditism)和假两性畸形(pseudo herphroditism)。

1. 真两性畸形　真两性畸形患者体内同时兼有两种性腺，可有独立的睾丸或卵巢，或者两者融合而成的卵巢睾，外生殖器不同程度地介于两性之间。社会性别可为男性或女性，约 2/3 患者的外生殖器表现为男性。57%的患者核型为 46,XX；12%为 46,XY；5%为 46,XX/46,XY；其余为各种异常染色体。

考点：常见染色体病的名称、发病原因及主要核型

2. 假两性畸形　假两性畸形患者体内只有一种性腺，但外生殖器和第二性征有两性特征。根据体内性腺类型，分为男性假两性畸形和女性假两性畸形。前者又称男性女性化，患者核型为 46，XY，外观仿佛是正常女性，外生殖器和第二性征也似女性，如乳房发育、阴毛稀少，有阴唇和阴道，阴道短浅，末端为盲端等，且患者体内有睾丸组织。后者又称女性男性化，患者核型为 46，XX，性腺为卵巢，外生殖器兼具两性特征，第二性征发育有男性化倾向。

小　结

遗传病是由细胞内遗传物质发生改变而引起的疾病，具有垂直性、先天性、家族性、终身性、延迟性等特点，可分为单基因遗传病、多基因遗传病、染色体病、体细胞遗传病和线粒体遗传病。

单基因遗传病是指由于单基因突变而引起的遗传病。单基因病的遗传方式分为常染色体

显性遗传(AD)、常染色体隐性遗传(AR)、X 连锁显性遗传(XD)、X 连锁隐性遗传(XR)和 Y 连锁遗传(YL)。

单基因遗传病的主要遗传特点有：①常染色体遗传病男女发病机会相等；②显性遗传病是连续传递，隐性遗传病是不连续传递；③X 连锁显性遗传病女性患者多于男性患者，X 连锁隐性遗传病男性患者多于女性患者；④Y 连锁遗传病全为男性患者。

多基因遗传病是指由多对微效基因和环境因素的共同作用而引起的疾病。染色体病是指由染色体数目异常或结构畸变引起的疾病，前者包括整倍性改变、非整倍性改变和嵌合体 3 种类型。后者主要有缺失、倒位、重复、易位 4 种类型。染色体病可分为常染色体病和性染色体病两大类。

自 测 题

一、名词解释

1. 遗传病　　2. 系谱
3. 先证者　　4. 单基因遗传病
5. 携带者　　6. 遗传度
7. 染色体病

二、填空题

1. 现代医学遗传学将人类遗传病分为__________、__________、__________、__________、__________五大类。

2. 携带者是指表型__________，但带有__________的个体。

3. 一位白化病(AR)患者与一个基因型正常的人婚配，后代是 AR 患者的概率是______，后代是携带者的概率是______。

4. 一位红绿色盲(XR)女性患者与一名正常男性婚配，其后代中女儿为红绿色盲的概率为__________，儿子为红绿色盲的概率为__________。

5. __________是指在多基因遗传病中，由遗传因素和环境因素共同作用决定个体患病可能性的大小；__________是指个体发病所需的最低限度的致病基因数量。

6. 在多基因遗传病中，易患性的高低受__________和__________的双重影响，其中遗传因素所起作用的大小称为__________。

7. 染色体数目异常分为__________、__________、__________；染色体结构畸变包括__________、__________、__________等。

三、单选题

1. 从系谱中能体现出(　　)
A. 患者性别
B. 患者出现的规律
C. 患者人数
D. 患者与正常人的大约比例
E. 以上都是

2. 已知双亲血型为 A 型和 B 型，子女中可能出现的血型为(　　)
A. A 型
B. B 型
C. O 型
D. AB 型
E. 以上均有可能

3. 属于延迟显性的遗传病为(　　)
A. 软骨发育不全症
B. 多指症
C. 亨延顿舞蹈症
D. 短指症
E. 早秃

4. 一对正常夫妇生了一个先天性聋哑(常染色体隐性遗传病)患儿，再生第二胎是聋哑患儿的比率为(　　)
A. 1/2

B. 1/4

C. 3/4

D. 1/16

E. 3/16

5. 表型正常，但带有致病基因的个体称为（　　）

A. 携带者

B. 基因型

C. 表型

D. 纯合子

E. 杂合子

6. 下列不符合常染色体显性遗传病特征的是（　　）

A. 男女发病机会均等

B. 系谱中呈连续传递

C. 患者都是纯合子（*AA*），杂合子（*Aa*）是携带者

D. 患者同胞发病率为 1/2

E. 患者双亲有一个是患者

7. 杂合子表型介于显性纯合子和隐性纯合子之间，这种遗传方式称为（　　）

A. 共显性遗传

B. 不规则显性

C. 完全显性遗传

D. 不完全显性遗传

E. 延迟显性遗传

8. 对于单基因遗传病，男女发病机会均等，这个致病基因（　　）

A. 在常染色体上

B. 在 X 染色体上

C. 在 Y 染色体上

D. 不在染色体上

E. 无法确定

9. 关于 X 连锁隐性遗传，下列说法错误的是（　　）

A. 系谱中往往只有男性患者

B. 女儿有病，父亲也一定是同病患者

C. 双亲无病时，子女均不会患病

D. 有交叉遗传现象

E. 母亲患病，父亲正常，儿子都是患者，女儿都是携带者

10. 外耳道多毛症属于（　　）

A. 常染色体显性遗传

B. 常染色体隐性遗传

C. X 连锁显性遗传

D. X 连锁隐性遗传

E. Y 连锁遗传

11. 遗传度属于下列何种情况时环境因素作用小（　　）

A. 30%～40%

B. 70%～80%

C. 0

D. 100%

E. 50%～60%

12. 控制多基因遗传病的微效基因间的关系是（　　）

A. 显性

B. 隐性

C. 没有显性和隐性的区别

D. 有显性和隐性的区别

E. 主要受环境因素的影响

13. 下列属于多基因遗传病的是（　　）

A. 高血压

B. 白化病

C. 短指（趾）症

D. 并指

E. 血友病

14. 下面选项中不属于多基因遗传病特点的是（　　）

A. 近亲婚配时，子女的患病风险也提高，但不如 AR 明显

B. 患者一级亲属的发病率高于群体发病率

C. 有明显的家族聚集倾向

D. 病情越重，子女再发风险越大

E. 随着亲属级别的降低，发病风险也迅速升高

15. 染色体检查可作为主要方法用来诊断的是（　　）

A. 单基因病

B. 多基因病

C. 染色体病

D. 遗传性酶病

E. 传染病

16. 染色体数目异常的主要原因是(　　)

A. 染色体分离

B. 染色体不分离

C. 染色体断裂

D. 染色体丢失

E. 染色体易位

17. 先天性卵巢发育不全症患者患病的原因是(　　)

A. 多了一条 X 染色体

B. 少了一条 X 染色体

C. 多了一条 21 号染色体

D. 少了一条 21 号染色体

E. 多了一条 Y 染色体

18. 某 1 岁男孩来门诊，医生怀疑他患有唐氏综合征，动员家长对患儿进行染色体检查。医生应告诉家长，患儿如下特点均支持这一诊断，除了(　　)

A. 经常伸舌

B. 皮肤粗糙

C. 表现呆滞

D. 眼距宽

E. 双侧通贯掌

四、简答题

1. 遗传病的主要特性是什么?

2. 遗传病与先天性疾病、家族性疾病有哪些联系与区别?

3. 说出以下染色体病的核型:

(1)21 三体综合征

(2)18 三体综合征

(3)猫叫综合征

(4)先天性卵巢发育不全综合征

(5)先天性睾丸发育不全综合征

4. 在某妇幼保健院里，有 4 个同日出生的婴儿，其血型分别是 O、A、B 和 AB，这 4 个婴儿的父母的血型分别是 O 与 O、A 和 B、AB 与 O、B 和 B。请判断这 4 个婴儿分别属于哪对父母?

5. 一男子患有家族性多发性结肠息肉(AD)，和一正常女性结婚后，已生育一个正常孩子和一个结肠息肉症患儿。请问，再生育患儿的概率是多少?

6. 某色觉正常的女子，其父亲是红绿色盲，该女子与一色觉正常的男子结婚，请分析他们的子女患色盲的概率有多大?

7. 婚姻法为什么要规定禁止“直系血亲和三代以内旁系血亲”结婚?

8. 为什么 X 连锁隐性遗传病男性发病率远高于女性?

(安立冰)

第 6 章 遗传病的诊断与防治

引 言

据统计，人类遗传病已经超过 6000 种。由于大多数遗传病没有有效的治疗方法，且治疗费用昂贵，因此对于遗传病目前仍实行“预防为主、治疗为辅”的原则。正因为遗传病的诊断和治疗没有得到根本解决，所以掌握一些诊断和防治遗传病的措施和方法，将有助于降低遗传病的群体发病率，减轻患者的痛苦，减少社会负担和提高人口素质。

第 1 节 遗传病的诊断

案例 6-1

19 世纪，英国维多利亚女王育有 4 个王子和 5 个公主。其中长子是血友病患者，早年夭折；长公主嫁至瑞典王室，又生有一血友病儿子，不久便夭折；二公主嫁至西班牙王室，也不幸生出血友病儿子。女王的一个外孙女与俄国沙皇尼古拉二世结婚后也生有血友病儿子。随着女王家族中的成员联姻，这种病很快蔓延到瑞典、俄国等国家，当时被尊称为“皇室病”的血友病使很多欧洲王室成员的健康受到严重的威胁。

问题：1.“皇室病”是怎么造成的？

2. 如果放在今天，你会有什么应对办法？

遗传病的诊断是指医生为确定某病是否为遗传性疾病所做出的诊断。根据诊断时期的不同分为产前诊断、症状前诊断和现症患者诊断 3 种类型。其中产前诊断（prenatal diagnosis）又称宫内诊断，是指在胎儿出生前采用相关的技术手段对胚胎或胎儿的发育状态、是否患有遗传性疾病或先天性畸形等缺陷所做出的准确诊断；症状前诊断是指在症状出现之前确认其是否患有遗传病所做出的诊断；现症患者诊断是指当患者出现了一系列的临床症状之后对其进行的诊断。前两种诊断可较早地确诊遗传病患者或携带者，便于及早采取预防措施。

由于遗传病的多样性和复杂性，有些疾病的症状往往与某些非遗传性疾病相同或相似，故对遗传病的诊断比普通疾病困难得多。因此，遗传病的诊断既有一般疾病的诊断方法，又有遗传学的特殊诊断方法。

一、遗传病的临床诊断

（一）病史

除应了解一般病史外，还应着重采集患者的家族史、婚姻史和生育史。

1. 家族史　整个家系患同种疾病的病史，能充分反映患者父系和母系各家族成员发病情况，但是在采集过程中应特别注意因患者自身表达问题或因代诉人提供材料不详等而影响到家族史材料的准确性。

2. 婚姻史　着重了解结婚的年龄、次数、配偶的健康状况及是否为近亲婚配。

3. 生育史　着重了解生育年龄、子女数及其健康状况，有无流产、死产、早产史、畸胎等。如有新生儿死亡或患儿，则除询问父母及家庭成员上述情况外，还应了解患儿有无产伤、窒息，妊娠早期有无患病毒性疾病和接触过致畸因素，如服过致畸药物或接触过电离辐射或致畸化学物质史等。

(二)症状与体征

虽然遗传病和某些一般性疾病的症状与体征有共性，但是大多数遗传病都有其本身特异性症候群，而且这些症状持续存在，据此可与一般性疾病相区别。例如智力低下伴有眼间距宽、眼裂小、外眼角上斜、口半开、伸舌、流涎等是唐氏综合征的特征，性腺发育不全或生殖能力下降、原发性闭经、行为异常则可疑为性染色体病。

二、遗传病的特殊诊断

(一)系谱分析

系谱分析是遗传病诊断中常用的方法之一。通过系谱分析可以明确某病是否为遗传病，是单基因遗传病还是多基因遗传病，若为单基因遗传病，还可以进一步确定其遗传方式、家系中每个成员的基因型及预测再发风险。为了使绘制的系谱能准确地反映出患者家系的发病特点，应尽可能地从患者及其家族中获得完整、准确、详细、可靠的资料。

(二)细胞遗传学检查

细胞遗传学检查主要适用于染色体病的诊断。它可以从形态学的角度直接观察染色体数目、结构等是否出现异常。主要包括染色体检查和性染色质检查。

1. 染色体检查　也称核型分析，是较早应用于遗传病诊断的一种辅助手段，是确诊染色体病的主要方法。标本主要取自外周血、脐血、羊水中胎儿脱落细胞和绒毛细胞等。

染色体检查的指征：①有明显的智力发育不全、生长迟缓，或伴有其他先天性畸形者；②出现多个先天畸形的家族成员；③根据症状和体征疑为唐氏综合征的小儿及其父母；④习惯性流产的夫妇；⑤有性腺发育不全综合征或先天性睾丸发育不全综合征的症状和体征者；⑥原发性闭经和女性不孕者，无精子症及男性不育者；⑦两性内外生殖器畸形者；⑧恶性血液病患者；⑨接触过超允许剂量的射线及有毒化学药物的个体；⑩35 岁以上的高龄产妇。

考点：染色体检查的指征

2. 性染色质检查　性染色质检查包括 X 染色质检查和 Y 染色质检查，一般作为染色体病检查的辅助性手段。检查材料可取自口腔或阴道黏膜、羊水细胞及绒毛膜细胞等。性染色质检查对于确定胎儿性别、两性畸形及性染色体数目异常所致疾病的诊断具有一定意义，但确诊仍须进行染色体检查。

(三)生化检查

单基因病往往表现在蛋白质和酶的质和量的改变或缺如。因此，蛋白质和酶的定量、定性分析是诊断单基因病或遗传性代谢病的主要方法。生化检查就是以生化手段定性、定量地分析机体中的酶、蛋白质及其代谢产物，是临床上诊断单基因病的首选方法。通过这些物质的检测，可以反映基因的病变。例如苯丙酮尿症患者，可检查尿中苯丙酮酸的含量，若苯丙酮酸明显增高或过量，一般可作为诊断依据。

（四）基因诊断

基因诊断是利用 DNA 重组技术，直接从 DNA 或 RNA 分子水平检测基因缺陷，从而诊断遗传病的方法。应用基因诊断技术有助于诊断疑难疾病、预防重大疾病、预测疾病发生、改善器官移植效果、提高人口质量，进行个体识别和亲子鉴定，使血源和各种生物制剂的安全性得到保障。基因诊断的特点主要表现在：针对性强、特异性高、灵敏度高、适应面广。从临床诊断、血清诊断、生化诊断到基因诊断，诊断技术的发展已经历 4 代。每一代新的诊断技术的出现，都使诊断水平大幅提高。基因诊断在不到 30 年的时间已经取得很大进步，其实用性不断提高。

知识链接 **基因诊断的前景**

从蛋白质或酶的异常追踪 DNA 的变化，只能解决部分单基因遗传病的诊断。自 1978 年简悦威等首开基因诊断技术先河以来，随着越来越多的致病基因及其连锁 DNA 标记被克隆，尤其是人类基因组计划的实施及由此发展起来的基因克隆的新策略，如定位克隆、候选克隆与功能克隆等，基因诊断技术正以惊人的速度向前发展。有人估计，未来 50 年基因诊断学将突飞猛进地发展，未来的医生将使用一种基因芯片，芯片上有规律地排列着 100 万个或更多的寡核苷酸或 DNA 样品，用于检测或确诊包括癌症在内的所有疾病、畸形或功能障碍。

（五）皮纹分析

染色体病患者的皮肤纹理具有值得注意的特征性变化，在遗传病诊断中具有一定的诊断价值。每个人都有特殊的皮肤纹理，在胚胎的第 14 周就已形成，出生后定形且终身不变，说明皮纹具有重要的遗传基础。但是由于正常人也可出现“异常”皮纹，故皮纹分析仅可作为某些遗传病诊断的初筛手段。

人们对皮纹中指纹和掌纹研究较多。根据手指末端腹面的皮肤纹理，主要可分为弓形纹、箕形纹和斗形纹 3 类（图 6-1）。

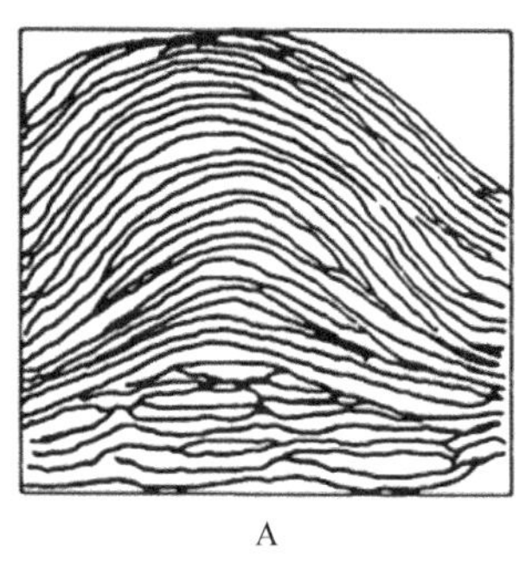
A

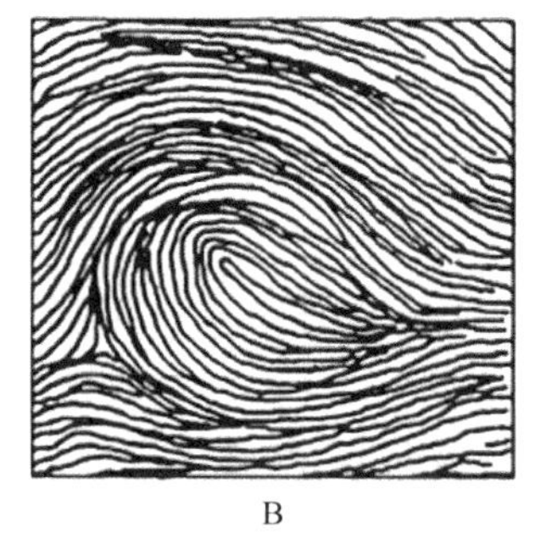
B

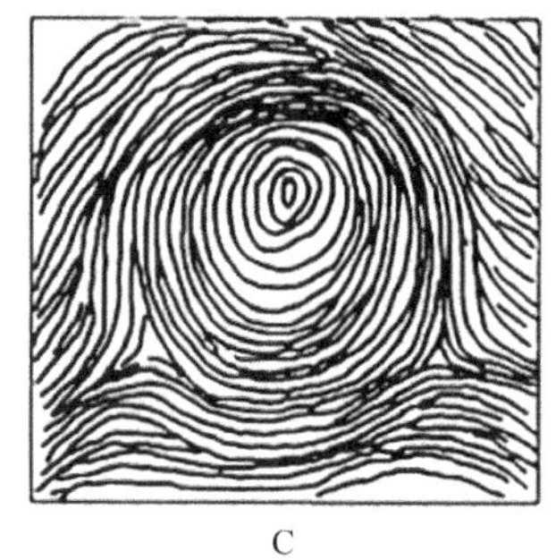
C

图 6-1 各种指纹类型

A. 弓形纹；B. 箕形纹；C. 斗形纹

手掌中的皮纹称为掌纹，掌纹中比较重要的是轴三叉点和 atd 角的测定。轴三叉点位于手掌基部中央靠近腕关节褶线处。若由指基三叉点 a、d 分别向轴三叉点 t 连线，就会形成一个夹角，即 atd 角（图 6-2）。我国正常人 atd 角平均约为 41°，唐氏综合征患者的 atd 角平均约为 70°。

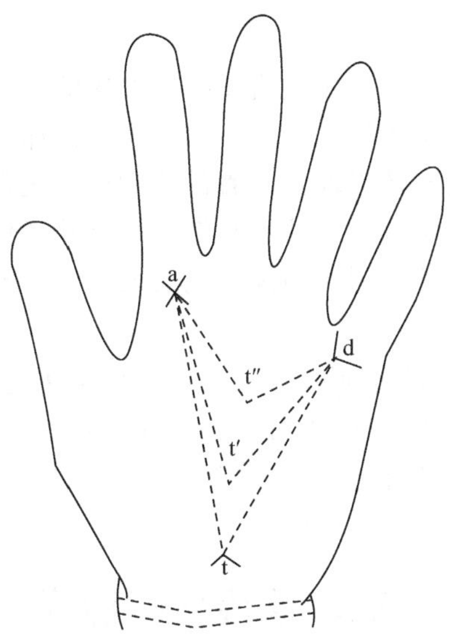

图 6-2　轴三叉点及 atd 角的测定

第 2 节　遗传病的防治

案例 6-2

患儿，男，6 岁。发育正常，多动，孤僻，智力落后，皮肤白皙，尿液及汗液有浓烈的鼠尿臭味，常伴有皮肤湿疹、癫痫发作。经医院诊断为苯丙酮尿症。

问题： 1. 苯丙酮尿症属于遗传病吗？

2. 该病如何早期预防和治疗？

一、遗传病的预防

鉴于遗传病具有的遗传性和终身性等特性，到目前为止，对遗传病的治疗，仍难改变生殖细胞中的致病基因。因此，降低遗传病发病率的主要手段就是遗传病的预防。为了预防遗传病的发生，应抓住以下几个主要环节。

(一) 群体普查

遗传病的群体普查是应用流行病学的方法，对一定范围内的人群进行某种遗传病的筛查。目的是掌握人群中遗传病的种类、分布、遗传方式，以及发病率、致病基因频率、携带者频率等，从而了解遗传病对人体的危害程度，为预防、监测遗传病提供科学依据。

(二) 携带者的检出

携带者的检测方法大致可分为临床水平、细胞遗传学水平、酶和蛋白质水平及 DNA 或基因水平。临床水平不能准确检出，一般只能提供线索。细胞遗传学水平主要是染色体检查，多用于平衡易位携带者的检出。酶和蛋白质水平的测定，主要是检测一些分子病、遗传代谢病杂合子。随着分子遗传学技术方法的应用，可以从 DNA 或 RNA 分子水平直接检出致病基因，尤其是对一些致病基因的性质和异常基因产物还不清楚的遗传病，或者用一般生化方法不能准确检测的遗传病取得了良好的效果。

（三）新生儿筛查

新生儿筛查是指在新生儿期对严重危害新生儿健康的先天性、遗传性疾病实施专项检查以提供早期诊断和治疗的母婴保健技术。新生儿筛查是群体筛查的一种，是在症状出现前及时诊断某些遗传代谢病患者的有效手段。筛查的病种通常是发病率高，可致死、致残、致愚和能防治的疾病。利用新生儿筛查，往往能早期发现某些遗传性疾病，达到早期诊断、早期治疗的目的。因此，重视新生儿筛查对预防遗传病的发生及减轻遗传病的损害具有重要意义。

（四）遗传咨询

遗传咨询又称遗传商谈，是咨询医生与咨询者就某种遗传病的发病原因、遗传方式、诊断、治疗、预防及再发风险等问题进行一系列讨论和商谈，并在医生的指导和帮助下以最佳的方案解决这些问题的全过程。遗传咨询是做好优生工作，预防遗传病发生的最主要手段之一。

二、遗传病的治疗

随着分子生物学、医学遗传学的迅速发展，越来越多的遗传病的发病机制得以阐明，从而能在遗传病发病之前就采取有效措施，以减轻或消除某些遗传病的临床症状。近年来，重组 DNA 技术的应用，使遗传病的治疗有了质的飞跃，正逐渐从传统的手术治疗、药物治疗、饮食治疗等步入了基因治疗，为根治遗传病带来了光明的前景。

（一）手术治疗

手术治疗是通过手术切除或修补病变器官，或用移植器官的方法来治疗某些遗传病。例如通过脾切除治疗遗传性球形细胞增多症；通过手术修补矫治唇裂、腭裂、先天性心脏病、外生殖器畸形等疾病；胰腺移植用于治疗因胰岛素产生不足而引起的糖尿病；骨髓移植用于治疗 β-珠蛋白生成障碍性贫血、各种先天性免疫缺陷和溶酶体沉积病等。

（二）药物治疗

药物治疗是通过药物的作用来改善遗传病患者病情的一种方法，其原则是“去其所余，补其所缺”。大多数分子病及遗传代谢病是由于蛋白质或酶的缺陷引起，故补充患者所缺乏的蛋白质、酶或其终产物，常可收到明显效果。如先天性无丙种球蛋白血症患者，可定期补充丙种球蛋白；糖尿病患者，可补充胰岛素；甲型血友病患者，给予抗血友病球蛋白治疗；先天性卵巢发育不全综合征患者，可给予雌激素对症治疗；垂体性侏儒症患者，给予生长激素治疗。而对那些酶促反应障碍，导致体内蓄积过多的代谢产物，造成机体功能障碍，即所谓“中毒”的遗传病患者，可用药物除去这些多余的产物或抑制它们的生成。如家族性高胆固醇血症患者，可用考来烯胺将胆固醇转化为胆酸从胆道排出。

（三）饮食治疗

饮食治疗是通过控制饮食来治疗遗传病的一种方法，其原则是“禁其所忌，补其所需”。针对患者因酶缺陷导致底物堆积的情况，制定特殊的食谱，用限制底物摄入量的办法控制病情，以达到治疗疾病的目的。如葡萄糖-6-磷酸脱氢酶缺乏症患者，应严格禁食蚕豆和接触蚕豆花粉，严禁服用伯氨喹、阿司匹林等药物，便可避免溶血性贫血的发生；半乳糖血症患者，如早期发现，应禁食乳制品，可以收到良好效果；苯丙酮尿症患儿，在出生 3 个月内，给予低苯丙氨酸饮食，可以有效防止患儿神经损伤，促进智力发展。针对因代谢异常而导致机体缺乏某种必需物质的情况，可补充所需物质。如给孕妇服用叶酸可以预防开放性神经管缺陷患儿出生；抗维生素 D 性佝偻病患者服用富含维生素 D 的食物可使体内的血钙增加进而促进骨骼发育。

（四）基因治疗

基因治疗是指运用 DNA 重组技术修复患者细胞有缺陷的基因，使细胞恢复正常功能，从而达到预防和治疗遗传病目的的一种临床治疗技术，是治疗遗传病的理想方法。

按照针对细胞种类的不同，将基因治疗途径分为生殖细胞基因治疗和体细胞基因治疗。生殖细胞基因治疗是将正常外源基因导入生殖细胞或受精卵内，治疗生殖细胞中的基因缺陷，使有害基因消失。显然这是根治遗传病的方法。但是由于伦理、社会等因素，该治疗途径受到限制。体细胞基因治疗是将外源性基因导入特定的体细胞内，使之表达基因产物，达到治疗目的。

基因治疗虽然刚刚起步，但已经显示出强大的生命力。全世界已进行基因治疗的遗传病有血友病、腺苷酸脱氨酶缺乏症、囊性纤维化、苯丙酮尿症、家族性高胆固醇血症等，还有免疫缺陷症、肿瘤、艾滋病、乙型肝炎、血管疾病等。基因治疗尽管困难重重，但正在逐一被克服。随着基因转移技术的高速发展，基因治疗领域的不断扩大，基因治疗这一全新的技术将成为治疗遗传病的主要手段，为遗传病的治疗开辟出新的广阔的前景。

小　结

遗传病的诊断是指医生为确定某病是否为遗传性疾病所做出的诊断。遗传病的诊断方法包括遗传病的临床诊断、系谱分析、细胞遗传学检查、生化检查、基因诊断、皮纹分析等。遗传病的预防主要通过群体普查、携带者检出、新生儿筛查、遗传咨询来实现。遗传病的治疗应根据遗传病发病机制和过程，从临床水平、代谢水平、酶水平和基因水平进行分析，采取不同的治疗措施。治疗方法包括手术治疗、药物治疗、饮食治疗和基因治疗等。

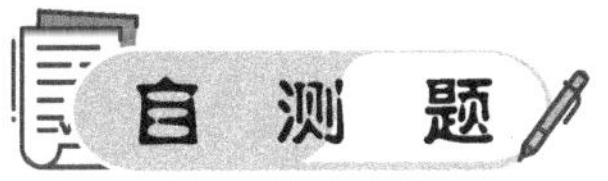

一、名词解释

1. 遗传病的诊断　　2. 基因诊断

二、单选题

1. 家系调查最主要的目的是（　　）

A. 了解发病人数

B. 了解疾病的遗传方式

C. 了解治疗效果

D. 了解病情轻重

E. 增强人口素质

2. 不能用于染色体检查的技术有（　　）

A. 绒毛取样

B. B 超扫描

C. 羊膜穿刺

D. 胎儿镜检查

E. 磁共振

3. 生化检查主要检查的疾病是（　　）

A. 常染色体病

B. 性染色体病

C. 多基因病

D. 单基因病

E. 基因病

4. 我国正常人 atd 角平均为（　　）

A. 41°

B. 45°

C. 56°

D. 65°

E. 75°

5. 基因诊断和其他诊断比较，最主要特点是（　　）

A. 费用低

B. 取材方便

C. 针对基因结构

D. 针对病变细胞

E. 周期短

6. 治疗遗传病最理想的方法是（　　）

A. 手术治疗

B. 药物治疗

C. 饮食治疗

D. 基因治疗

E. 以上都是

三、简答题

1. 染色体检查的指征主要包括哪些？

2. 为了预防遗传病的发生，应抓住哪几个主要环节？

（刘　双　张慧丽）

第 7 章 影响优生的非遗传因素

引 言

优生已经成为我国一项国策，其主要内容是防止出生缺陷患儿的出生，以达到逐步改善和提高人口素质的目的。一般来说，出生缺陷发生的主要原因，20%～25%是遗传因素引起，10%～20%是由于环境因素导致，60%～65%是由遗传因素和环境因素共同作用的结果。遗传因素对优生的影响，近年来有增加的趋势。有关影响优生的遗传因素在本书有关章节已有讲述，本章将着重介绍影响优生的非遗传因素，包括理化因素、生物因素、营养因素、药物因素、不良嗜好、心理因素等。

第1节 理化因素

案例 7-1

小笙和小琛是大学同学，毕业后携手步入婚姻殿堂。小笙在一家印刷厂工作，小琛在一家合资企业任业务代表。两人琴瑟和鸣，互相激励，努力工作。小笙特别喜欢小动物，家里养了一只波斯猫。小琛由于业务原因经常出差。小琛不在家时，小笙和朋友常去酒吧跳舞，沉浸在激昂动感的音乐里。小琛在家时，经常工作至深夜，喜欢抽烟，房间里总是烟雾缭绕。某天，小笙突然晕倒在车间里，到医院就诊，医生诊断小笙怀孕并有流产征兆。

问题： 1. 什么原因导致小笙出现流产征兆？

2. 这种情况可以避免吗？

土壤、空气、水、阳光，构成了人类生存的自然生态环境，社会环境、人际关系、文化背景、人生目标与信仰构成了人类的人文生态环境。上述环境因素，均可对人体的内环境造成影响，从而影响优生。人们可以通过种种方法消除和减轻环境因素对优生造成的负面影响，从而孕育出健康的胎儿。

一、物 理 因 素

人类在生产和生活过程中，应避免接触各种有害物理因素，包括电离辐射、电磁辐射、高温、噪声等。

（一）电离辐射及医疗照射

1. 电离辐射　包括 α 射线、β 射线、γ 射线、X 线，以及电子、中子等发生电离现象的辐射。环境中放射性污染的来源有核武器爆炸散落物、放射性废弃物的排放、原子能工业和放射性物质应用和运输事故、诱变育种的物质等。大剂量电离辐射会引起染色体异常明显增加，小剂量可引起基因突变，导致胚胎及胎儿发育缺陷。其中，以中枢神经系统的发育缺陷最常见，如小头畸形和脑积水，严重者会导致胎儿死亡。

2. 医疗照射　是指用于诊断、治疗和研究的目的时，患者所受的一切类型的辐射照射。包括临床诊断治疗用的 X 线、镭和放射性同位素等。根据联合国原子能辐射效应科学委员会统计资料，人类因人工电离辐射源而受到照射中，医疗照射在数量上居首位。对于妊娠妇女，电离辐射可引起胚胎及胎儿发育缺陷、畸形、白血病、恶性肿瘤、死胎等，胚胎及胎儿受电离辐射影响的程度主要取决于放射线剂量、照射时间和胚胎发育时期，妊娠期越早，损害程度越重，最易受到损伤的部位是胎儿的中枢神经系统，常见的异常表现是新生儿小头畸形和脑积水。由于医疗或其他原因，在宫内受到照射的胎儿，出生后 10～15 年恶性肿瘤和白血病的发病率明显增高。如果对孕妇采取放射性碘来诊断和治疗疾病，则可导致胎儿出现甲状腺先天性缺陷和肿瘤。1945 年日本广岛和长崎发生的两颗原子弹爆炸，1986 年发生的切尔诺贝利核电厂反应堆爆炸，都导致放射线波及区域内的新生儿发生出生缺陷和疾病。

根据胚胎效应发生的研究，有人主张在妊娠 12 周前应避免受 0.1Gy（10rad）以上的 X 线照射，这段时间是人类胚胎各器官形成时期，可发生流产、死胎，还可以使胎儿神经系统发育缺陷，产生小头畸形、智力低下及严重的四肢畸形等。妊娠 12 周以后也应尽量避免做 X 线检查。

（二）非电离辐射

非电离辐射主要以电磁场的形式存在，由于电磁场的传播有波的性质，又称电磁波。主要包括紫外线、红外线、可视线、微波、射频辐射等。目前，电磁波已被广泛应用，进入各家各户，如手机、电脑、电视、冰箱、微波炉和电磁炉等。国家环保总局专家检测显示，现阶段我国的电磁辐射环境良好。

非电离辐射只有在超过一定强度（即安全卫生标准限值）后，才对人体产生负面效应，对人体构成威胁。据 1998 年世界卫生组织调查显示，电磁辐射不仅是造成孕妇流产、不育、畸胎等病变的诱发因素，而且是心血管病、白内障、糖尿病、癌症的主要诱因，还对人体生殖系统、神经系统和免疫系统造成直接伤害。因此孕妇在怀孕期间应尽量远离电脑、电视、电磁炉、微波炉，少接、打电话。

知识链接　**生活小常识**

各种家用电器、移动电话、电脑等应尽量避免长时间操作，对各种电器的使用，应保持一定的安全距离。如眼睛离电视荧光屏的距离一般为荧光屏的对角线长度 5 倍左右；微波炉开启后应离开 1m 远；手机在使用时，应尽量使头部与手机天线的距离远一些，最好使用分离耳机，手机接通瞬间释放的电磁辐射最大，为此，最好在手机铃响一两秒后接听。

（三）高温

高温是一种人类环境致畸原，对人的生殖功能和胚胎有影响，可使男性出现精子减少症、精子无力或精子畸形等；可使女性月经量减少、月经周期延长等。母体体温升高，可能引起胎儿的先天畸形，如神经管缺陷、智力低下、癫痫、四肢畸形、面部发育不全等。发育中的脑对高温最敏感，体温升高1～4℃以上即可诱发畸形。因此，妊娠期女性不宜处于高温环境中，应避免感染发热、中暑、高温作业、洗桑拿浴等。

（四）噪声与振动

噪声是畸形的诱发因子，其机制是噪声刺激母体的丘脑下部-垂体前叶-卵巢轴系统，使母体内部激素发生变化，导致性周期异常并影响卵巢成熟过程，进而影响受精卵的发育，对机体细胞分裂和 DNA 合成造成不良影响，使染色体结构畸变率明显增加，长期噪声刺激可导致子宫、胎盘缺血，胎儿缺氧，发育障碍，也容易引起自然流产。

振动对人体的不良作用与振动的频率和振幅的大小有关，女性受振动易出现自然流产及影响生殖能力，还可发生妊娠高血压综合征。振动对胚胎的影响，可能是母体受影响的间接后果。纺织女工、列车乘务员、售票员或者居住在机场、闹市区附近等振动剧烈的场所，有可能造成自然流产、早产、死产等。

二、化学因素

与人类生存息息相关的许多化学物质都会损害人体健康，能够影响胎儿的正常发育，如化学工业物质、农药、食品添加剂、防腐剂、调味品、化妆品、除垢剂等。

（一）无机物重金属及化合物

1. 铅及其化合物　铅及其化合物主要用于电缆、蓄电池、放射性防护材料，以及作为汽车的抗爆剂加入。铅对环境的污染也十分普遍，如汽车尾气、劣质化妆品、工厂排放的废气等。人体可通过呼吸、皮肤、饮水等多种途径摄入铅。铅可通过母体随胎盘进入胎儿体内，对神经系统造成损害，使胎儿形成小头畸形，并发育迟缓、智力低下、低体重等。铅作业女工或男工妻子不孕、自然流产、早产、死产及婴儿死亡率较高。

2. 汞及其化合物　汞是自然界广泛存在的重金属元素，主要来源于造纸厂废水中的含汞杀菌剂、医院中的消毒剂升汞等。汞还可以作为塑料生产中的催化剂，仪表、仪器中的填充剂等。在汞化物中的甲基汞毒性最强，可引起精子和卵子畸形，引起染色体出现结构畸变而导致多发畸形。甲基汞不仅最易通过胎盘，而且可以穿过血-脑屏障，进入中枢神经系统，因此对胎儿的毒性作用最大。汞作业女工自然流产、早产及妊娠高血压综合征的发生率较高。

（二）化学工业物质

1. 二硫化碳　主要用于黏胶纤维、玻璃纸、赛璐玢等化工生产中，长期接触二硫化碳的男性可出现性功能障碍，精子数目减少，精子活动无力及畸形增多，从而引起后代出生缺陷。而长期接触二硫化碳的怀孕女性易发生自然流产、新生儿出生缺陷，如先天性心脏病、腹股沟疝和中枢神经系统缺陷等。

2. 多氯联苯　多氯联苯被广泛用于油漆、橡胶、塑料和电器中。多氯联苯对人类是一种致畸物，可造成细胞 DNA 损伤，从而导致靶细胞的结构和功能致变。1968 年，日本“米糠油”事件就是由多氯联苯所造成典型污染事件。在中毒的 13 例孕妇中，2 例发生死亡，其余 11 例中，有 10 例新生儿出现了眼球突出、眼睑红肿、皮肤色素沉着、低体重等症状。

3. 汽油　汽油作为溶剂和燃料，广泛用于工业及生活中。汽油主要作用于中枢神经系统，可通过胎盘进入胎儿体内，引起胎儿损伤。

4. 甲醛　甲醛主要来源于各种人造板材、家具及油漆涂料中，也存在于化妆品、清洁剂、杀虫剂、消毒剂、防腐剂、印刷油墨、纸张、纺织纤维等产品中。甲醛已经被世界卫生组织确定为致畸和致癌物质。甲醛会引起妊娠综合征、新生儿染色体异常，最终造成胎儿发育畸形、流产、胎儿脑部发育受损和先天性心脏病等先天缺陷。

此外，氯乙烯、苯乙烯及氯丁二烯等化学物质均可对生殖细胞及胚胎产生毒性作用。

（三）其他化学物质

食用含硝酸盐或亚硝酸盐含量较高的腌制肉制品、泡菜及变质的蔬菜等均可引起中毒。奶制品含有枯草杆菌，可使硝酸盐还原为亚硝酸盐亚硝酸盐可透过胎盘进入胎儿体内，6个月以内的胎儿对亚硝酸盐特别敏感，可造成致畸作用。二氯二苯三氯乙烷（DDT）和六氯环已烷（六六六）等多种农药对人类均有致畸影响，因此在妊娠期和哺乳期的妇女应尽量避免接触农药。

考点：影响优生的理化因素

第2节　生物因素

案例 7-2

李女士，妊娠3个月。一直和家里的宠物猫吃住在一起，从不分开。前几天，李女士到医院进行了抽血检查，昨天拿到了检查结果，其中弓形虫 IgG 阳性，弓形虫 IgM 阳性。李女士通过查询得知，她感染上了弓形虫，弓形虫会严重损害未出生的胎儿，准妈妈在怀孕期间感染上弓形虫，对宝宝的影响非常恶劣。看到这两个项目是阳性，她整个人都崩溃了。弓形虫可引起流产、死胎或新生儿疾病，或者出生后有眼、脑、肝的病变和畸形。

问题：1. 家中养宠物是否会感染弓形虫？

2. 孕妇应如何避免感染弓形虫？

影响优生的生物因素主要指病原体感染。常见的有风疹病毒、巨细胞病毒、单纯疱疹病毒、弓形虫、人类免疫缺陷病毒等。这些微生物感染孕妇后可通过胎盘屏障或子宫颈管感染胎儿，造成正处于发育期间的胎儿不同程度的损害。

一、风疹病毒

风疹是由风疹病毒引起的一种急性传染病，是造成胎儿先天性畸形的主要原因之一。孕妇在妊娠早期若感染风疹病毒，风疹病毒可以通过胎盘感染胎儿，可出现先天性心脏畸形、白内障、耳聋、发育障碍等，称为先天性风疹综合征。3～5月份是感染高峰，预防风疹病毒的关键是减少与风疹患者面对面的接触，孕妇应尽量避免去公共场所。孕前筛查是降低新生儿先天性风疹综合征发病率的有效手段，计划妊娠妇女如既往未患过风疹，也未接种过风疹疫苗，应先测定血清中风疹抗体，如为阴性可注射风疹疫苗。风疹初愈的育龄妇女，6个月内最好不要怀孕。

二、巨细胞病毒

巨细胞病毒属于疱疹病毒，近年研究证明，在我国妊娠初期受巨细胞病毒原发感染，是引起胎儿宫内感染和发育缺损的重要原因，甚至被认为其在致畸病因方面比风疹更重要。本病死亡率高，受感染的胎儿除流产、死产外，常引起先天性畸形，其中神经系统受损最为严重，常出现脑积水、小头畸形、视网膜脉络膜炎及智力障碍。妊娠早期如果确诊为巨细胞病毒感染应当中止妊娠。

三、单纯疱疹病毒

单纯疱疹病毒有Ⅰ、Ⅱ两个血清型，Ⅰ型大多引起腰以上的皮肤、眼、口唇疱疹，由口腔、呼吸道途径传播；Ⅱ型多引起腰以下和外生殖器皮肤疱疹及子宫颈黏膜疱疹，传播途径以性接触为主。与胎儿和新生儿有关的主要是Ⅱ型。孕妇如果感染了单纯疱疹病毒，可造成胎儿宫内感染而致畸，如小头畸形、小眼球、视网膜发育不全及脑钙化等，死亡率高。

四、弓 形 虫

弓形虫病是一种流行很广的人畜共患寄生虫病。孕期原发弓形虫病，多是由于孕妇食用了含弓形虫包囊的生肉或食物，或者吸入了受染动物（如猫、狗）排出的卵囊所致。如果准妈妈在怀孕期间传染上弓形虫，可通过胎盘传给胎儿，直接影响胎儿的发育，严重致畸，甚至死亡。本病在我国分布很广，正常人群的感染率为 4%～9%。几乎所有的哺乳动物和一些鸟类，均有弓形虫的寄生，并相互传播。孕妇应避免与猫、狗、鸟等动物接触，勿食生肉，防止猫狗等宠物粪污染食物、饲料和水源。

五、人类免疫缺陷病毒

人类免疫缺陷病毒（HIV），是造成人类免疫系统缺陷的一种病毒。对胎儿更是凶险，如果孕妇是 HIV 携带者或患者，其胎儿被感染的概率是 25%，胎儿感染此病毒后，可迅速发病，病情严重，患儿常在 2 岁前死于艾滋病的并发症。

第3节 营 养 因 素

案例 7-3

张女士，36 岁，二胎生了一个 4.5kg 重的男婴。在孕期，张女士每顿饭都要吃两三碗米饭，鱼肉、蔬菜水果顿顿不少，几乎一天 24 小时躺在床上安胎。她身高 1.53m，原本只是有点丰满，结果到生产时，体重已达到了 89kg。体重大大超标。因为头胎是剖宫产，综合评估后，这次还是剖宫产，但在生产的过程中，因为胎儿巨大，导致她的子宫过度扩张，失去正常弹性不能收缩，产后大出血，出血量达 3000ml 左右，这相当于一个成年人体重总血量的 60%。当时情况非常危险，经过医院几位产科专家的抢救，总算捡回一条命。

问题： 应如何避免孕育“巨大儿”？

孕妇的营养不仅关系母体自身的健康，而且还会影响胎儿及出生后的生长发育，因此，要根据妊娠的不同时期和地区特点，遵照医嘱进行补充。

一、孕期营养的重要性

充足的营养是胎儿健康发育的基础。胎儿在母腹中孕育约280天，从一个直径不到0.2mm的受精卵，发育成为一个约3kg重的婴儿，所需要的一切热量和营养素都来源于母亲的膳食。孕妇营养不良或热量摄入不足，可影响胎儿生长发育，使低体重儿（小于2500g）发生率增加，也容易发生流产、早产、死胎。孕妇营养过剩则会刺激脂肪细胞分化，使巨大儿（大于4000g）发生率增加。此外，孕妇若严重缺乏维生素A、维生素D，可造成胎儿出生缺陷。由此可见，科学合理的营养才有利于优生。

二、孕期营养需求

妊娠分为3个主要时期。妊娠早期（1～3个月）：胎儿生长发育很快，重要脏器萌芽，但体重平均每天仅增加1g，对营养的要求是质高量少，此期孕妇与正常人要求相近或略减；妊娠中期（4～6个月）：胎儿体重增长加速，平均每天增加10g，对热能和各种营养素的需要量均相应增加；妊娠晚期（7～9个月）：胎儿体重增加迅速，尤以妊娠32～38周时最为明显，此时母体还需额外贮备营养为分娩和哺乳做准备。

（一）糖类

正常人每日糖类需要量为300～500g。从事重体力劳动者、孕妇及运动量大的人需要量相对多一些，轻体力劳动者及运动量少的人需要量相对少些。

糖类的主要功能是氧化供能，其次是构成组织细胞的成分。妊娠期孕妇摄取的糖类过多或过少，都会影响胎儿的正常发育。糖类主要来源于谷物、薯类等食物。

（二）蛋白质

蛋白质是构成人体组织和器官的重要成分之一，具有促进胎儿生长发育、增强体质，增强抵抗疾病能力和供给机体能量的作用。若孕期蛋白质摄入不足，可影响垂体分泌激素，出现妊娠终止、胎儿发育不良或妊娠高血压综合征。

中国营养学会制订的《中国孕期妇女膳食指南（2016）》中建议孕妇每日膳食蛋白质参考摄入量在原基础上，妊娠早期应继续保持孕前平衡膳食，妊娠中期增加15g/d，妊娠末期增加30g/d，保证有一定活动量的孕妇每日蛋白质摄入总量达到妊娠中期80g/d、妊娠末期90g/d。能为人体提供优质蛋白质的食物有大豆、蛋类、鱼类、乳类和肉类等。

（三）脂类

脂类是人体热量的主要来源，提供胎儿正常发育所需要的必需脂肪酸，以及脑、心、肝、肾等器官分化、发育过程中新细胞合成所必需的磷脂与胆固醇。妊娠期若缺乏脂类，还会影响脂溶性维生素的吸收，推迟胎儿脑细胞的分裂和增殖。妊娠期脂类需要量每日25～30g，奶类、烹调用油及肉类等均可提供所需的脂类。

（四）无机盐及微量元素

1. 钙　钙是构成骨骼和牙齿的主要成分，钙还能维持神经与肌肉活动，参与凝血过程、维持体液酸碱平衡等。孕妇每日摄入的钙应达到1.5g，若孕妇缺钙严重或时间过长，将影响胎儿骨骼的正常发育，导致先天性佝偻病，甚至死胎。含钙丰富的食物有奶类及奶制品、含草酸少的蔬菜、豆制品、坚果类，虾米、虾皮、肉骨头汤等。

2. 铁　铁是人体红细胞中血红蛋白的重要组成成分，妊娠期患缺铁性贫血，不但导致孕妇出现心慌气短、头晕、乏力，还可导致胎儿宫内缺氧、生长发育迟缓、早产、死产、出生后智力发育障碍，以及出生后6个月之内易患营养性缺铁性贫血等。孕妇要为自己和胎儿在宫内及产后的造血做好充分的铁储备，因此，在妊娠期应特别注意补充铁。含铁丰富的食物有动物肝脏、动物血、蛋黄、瘦肉及绿色蔬菜、黑木耳、海带等。

3. 碘　碘是合成甲状腺素的重要成分，甲状腺素能促进蛋白质的生物合成，促进胎儿脑和骨骼的生长发育。孕妇缺碘将导致胎儿大脑不可逆的损害，婴儿出生后生长缓慢、反应迟钝、智力低下，成年后身材矮小，此病名为呆小症(图7-1)。食用碘盐是补碘的有效方法，含碘丰富的食物有海带、紫菜及其他海产品。

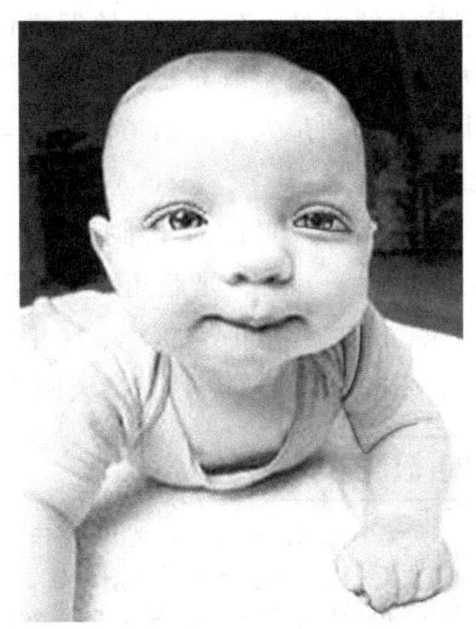

图7-1　呆小症

4. 镁　孕妇缺镁对胎儿的造血系统有明显的影响，红细胞的形成受到损害，最终导致溶血性贫血。镁缺乏还会引起染色体的异常改变，使胎儿肝细胞染色体出现终端缺失及碎片。镁含量丰富的食物有谷类、豆类、蔬菜、坚果类、肉类、海产品等。

5. 锌　锌在人体中起着转运物质和交换能量的作用，被誉为“生命的齿轮”。锌是许多重要酶的成分，缺锌将导致DNA和含有锌的酶合成发生障碍。如孕妇不能摄入足够的锌，可导致胎儿脑细胞分化异常，脑细胞总数减少，新生儿出生体重低下，甚至出现发育畸形。妊娠期锌的每日摄入量为20mg。含锌量高的食物主要是动物性食品，如动物肝脏、鱼类、肉类、海产品等，特别是海产品中的牡蛎，其含锌量最高。其他如香蕉、植物的种子、卷心菜等也含丰富的锌。

(五)维生素

1. 维生素A　妊娠期内母亲体内的组织细胞的增加和物质储备，以及胎儿的正常发育，都需要大量维生素A。妊娠期缺乏维生素A易导致胎儿畸形和死亡、流产。维生素A严重缺乏的孕妇，还可引起胎儿多发畸形，诞生无眼儿及小头畸形儿。我国推荐妊娠期每日维生素A的摄入量为2400μg。维生素A只存在于动物性食品如动物肝脏、蛋黄、乳类中，有色蔬菜和黄色水果如胡萝卜、黄绿蔬菜、豌豆苗、柑橘等含类胡萝卜素较多，在小肠内可以转化成维生素A。

2. 维生素D　维生素D参与调节人体钙磷代谢，促进体内钙、磷的吸收，促进骨钙化，是钙磷代谢的最重要调节因子之一。妊娠期维生素D缺乏，可导致孕妇骨质软化症，新生儿先天性佝偻病和低血钙症。维生素D摄入量过高会导致新生儿高钙血症及骨质硬化，所以妊娠期使用维生素D制剂应慎重。中国营养专家推荐妊娠后期维生素D的摄入量是每日10μg。皮肤经紫外线照射便可制造维生素D，因此又称“日光维生素”。膳食中维生素D的来源有牛奶、动物肝脏、鱼肝油和蛋类。

3. 维生素 E　维生素 E 又称生育酚，与生殖系统正常功能的维持有很重要的关系，维生素 E 缺乏会导致不孕及流产，也是婴儿产生水肿、过敏和溶血性贫血等症状的关键原因。推荐孕妇每日维生素 E 的摄入量为 12mg 生育酚当量。维生素 E 的食物来源有植物油、谷类、蛋类和新鲜蔬菜等。

4. 维生素 B_1　维生素 B_1 又称硫胺素，是参与体内糖及能量代谢的重要维生素，其缺乏可导致消化、神经和心血管诸系统的功能紊乱。孕妇缺乏维生素 B_1，婴儿可出现先天性脚气病，表现为急性心血管症状，不及时救治可引起死亡。维生素 B_1 的食物来源比较丰富，如五谷类、花生、瘦肉、动物内脏、大多数种类的蔬菜等。

5. 维生素 C　维生素 C 对胎儿骨骼及牙齿的正常发生、发育，造血系统的健全和机体抵抗力的维持，都有良好的促进作用，孕妇缺乏维生素 C 易致贫血，也可导致早产、流产。所以孕妇应当摄取充足的维生素 C。维生素 C 大量存在于新鲜的绿色蔬菜、辣椒、酸味水果中，特别是大枣、山楂、橘子与柿子。最简单的补充维生素 C 的办法就是多吃各种新鲜蔬菜和水果。

6. 叶酸　叶酸对于维持人类正常胚胎发育有着重要作用。大量研究已经证明，孕妇在妊娠早期缺乏叶酸，是胎儿发生神经管畸形的主要原因之一。我国是世界上神经管畸形高发的国家，发生率占世界的 1/4。《中国居民膳食指南(2016)》已建议所有育龄妇女从计划妊娠前 3 个月起至妊娠 3 个月，每天服用 0.4mg 叶酸增补剂。

知识链接　**如何补充叶酸**

备孕女性应在妊娠前就开始每天服用 0.4mg 的叶酸。另外，妊娠期间，正确摄取维生素是很重要的，复合维生素(含丰富的维生素 A、维生素 B_6、维生素 B_{12}、维生素 C、叶酸)和综合矿物质(需含有 1000mg 的钙、500mg 的镁)，对预防宝宝的脑、神经缺陷也非常重要。含叶酸的食物很多，由于叶酸遇光、遇热不稳定，容易失去活性，所以人体真正能从食物中获得的叶酸并不多。

第 4 节　药物因素

一、药物作用途径

过去人们一向认为胎盘是胎儿的自然屏障，任何药物都不能通过胎盘进入胎儿体内，胎盘可以保护胎儿不受药物影响。自发生 “反应停”事件后(见下文)，人们对胎盘是“天然屏障”的观点提出疑问。现在认为基本上所有的药物都可以不同程度地通过胎盘，虽然有些药物对孕妇起治疗作用，但对胎儿可能会造成中毒或畸形。其影响程度主要与用药时的胎龄、药物的毒性、服药剂量、用药时间等因素有关。妊娠期如何选择药物，已成为临床医师关注的问题。妊娠早期的药物不良效应以致胎儿畸形为主，在妊娠中、晚期，药物对胎儿产生的不良效应主要是使胎儿发生功能障碍和中枢神经系统的发育障碍。

知识链接　**反应停与海豹症**

德国一家制药公司于 1957 年将反应停(沙利度胺)正式推向了市场，用于治疗晨吐、恶心等妊娠反应。由于疗效好，20 世纪 60 年代前后，全世界 30 多个国家和地区的医生用这种药治疗妇女妊娠反应，仅在联邦德国就有近100万人服用过反应停，月销量甚至达1吨。但随即而来的是，诞生了大量畸形婴儿：没有臂和腿，手和脚直接连在身体上，很像海豹的肢体，故称为“海豹症”。1961年，这种症状终于被证实是孕妇服用反应停所导致的，而反应停对灵长类动物有很强的致畸性，于是，该药最终被禁用。

二、致畸药物种类及致畸表现

许多药物可通过胎盘屏障，进入胎儿体内及羊水中，对胎儿的健康造成不良影响，目前已肯定对人类有致畸作用的药物见表7-1。

表7-1 致畸药物种类及致畸表现

药物种类	药物名称	致畸表现
抗癌药	甲氨蝶呤	无脑儿、脑积水、脑脊膜膨出、腭裂、流产、死胎
	6-巯基嘌呤	脑积水、脑脊膜膨出、唇裂、腭裂
	环磷酰胺	四肢或外耳缺损、唇裂、腭裂、发育迟缓
	苯丁酸氮芥	肾、输尿管缺损
	白消安	多发畸形
激素	己烯雌酚	女婴男性化、男婴女性化、女孩阴道腺癌、男孩尿道异常
	黄体酮	女婴男性化
	睾酮	女婴男性化、阴蒂肥大、子宫阴道发育不全
	可的松	无脑儿、腭裂、独眼、白内障、腹裂、隐睾
	避孕药	脑积水、脑脊膜膨出、血管错位
抗菌药	四环素	心脏畸形、手指畸形、先天性白内障、颅内压增高、牙本质及牙釉质发育不全、骨发育不全
	链霉素	先天性耳聋、小鼻、多发性骨畸形
	卡那霉素	先天性耳聋
	氯霉素	肝损害、灰色综合征、死胎
	长效磺胺	新生儿高胆红素血症、器官畸形
镇静药	甲丙氨酯(眠尔通)	唇裂、腭裂、发育迟缓
催眠药	氯氮䓬(利眠宁)	唇裂、腭裂、发育迟缓
	地西泮	多发畸形、胆红素脑病、唇裂、腭裂、腹股沟疝
抗过敏药	美克洛嗪(敏克静)	肢体缺损、腭裂、黄疸、新生儿呼吸抑制、脐疝、死胎
	布克利嗪(安其敏)	肢体缺损、腭裂、黄疸、新生儿呼吸抑制、脐疝、死胎
	氯苯那敏	肢体缺损、腭裂、黄疸、新生儿呼吸抑制、脐疝、死胎
	苯海拉明	肢体缺损、腭裂、黄疸、新生儿呼吸抑制、脐疝、死胎

续表

药物种类	药物名称	致畸表现
抗疟疾药	乙胺嘧啶	脑积水、四肢缺陷、耳聋、血小板减少、视网膜病变、死胎
	奎宁	脑积水、四肢缺陷、耳聋、血小板减少、视网膜病变、死胎
	氯喹	脑积水、四肢缺陷、耳聋、血小板减少、视网膜病变、死胎
兴奋药	丙米嗪	短肢
	苯丙胺	脑积水、足或肢体畸形、腭裂
	咖啡因	唇裂、腭裂
抗癫痫药	苯妥英钠	先天性心脏病、唇裂、腭裂、多指畸形、智力障碍
	扑痫酮	唇裂、腭裂、多指畸形
抗血栓药	双香豆素	软骨发育不全、鼻缺陷、脑出血、胎盘早剥、死胎
退热药	阿司匹林	新生儿出血、畸形、宫内发育迟缓
降血糖药	苯乙双胍（降糖灵）	畸形、新生儿血小板减少、低血糖、乳酸酸中毒
	氯磺丙脲	唇裂、新生儿血糖过低、死胎
	甲苯磺丁脲	短肢、心血管及泌尿生殖器官畸形、死胎、类白血病

第5节 不良嗜好

近年来，随着围生期医学的快速发展，不良嗜好对优生的影响，已经越来越引起人们的关注。吸烟、酗酒、吸毒、摄入咖啡因等种种不良嗜好，不仅危害自身健康，而且累及后代。

一、吸　　烟

吸烟能引起男、女生殖功能障碍并影响胎儿正常发育的观点早已被确认。烟草中不仅含有人们熟知的尼古丁，而且烟叶在燃烧过程中还会产生10余种有害化学物质，如一氧化碳、焦油、氰化物等。如果孕妇吸烟，或长时间置身于烟雾缭绕的环境中“被动吸烟”，这些有害物质就会通过血液循环带给胎儿，使胎儿深受其害。孕妇吸烟会导致体内慢性缺氧，血管弹性降低，引起胎儿宫内发育迟缓、先天性心脏病、自然流产率高、围生期死亡率增高、新生儿出生体重偏低等，其影响程度与吸烟数量及吸烟年限有关。男子吸烟可能导致精子异常，引起胎儿先天缺陷率增高。

二、酗　　酒

酒精是已经确定的人类致畸物质。酒精可迅速通过胎盘进入胎儿体内，并阻碍胎儿的成长及体重增加，造成独特的面部特征，破坏神经元及脑部结构，并引起体质、心智或行为等问题。孕妇长期酗酒可引起胎儿酒精综合征，患儿有上嘴唇明显变薄、人中不明显、鼻子短等面部特征(图 7-2)。发生率和程度与妊娠期饮酒量成正比。人体和动物实验均见酗酒后精子形态变化，活动能力降低，以及无精子。父亲酗酒可能在下一代产生持续影响，如会影响孩子将来的情绪，造成人格障碍等。

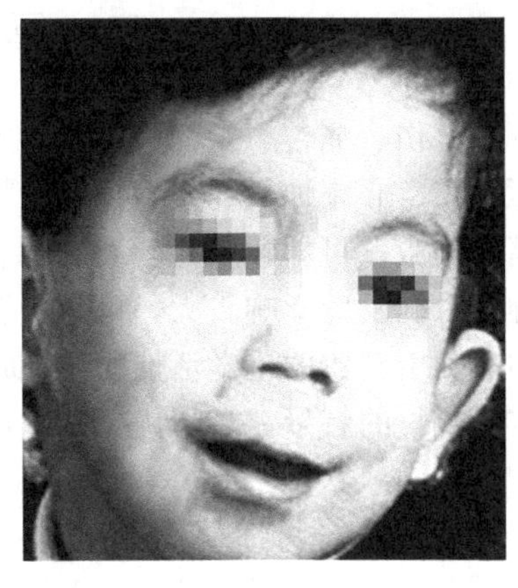

图 7-2　酒精综合征

三、吸　　毒

毒品具备生殖发育毒性。动物实验证明，大麻可引起新生儿神经行为异常、宫内发育迟缓、神经管缺陷、死胎。安非他命、可卡因等兴奋药也可引起胎儿畸形，前者可致宫内发育迟缓、心血管异常、胆道闭锁，后者可引起智力低下、小头畸形。海洛因、美沙酮等麻醉剂可致胎儿中枢神经系统及呼吸受到抑制、胎儿宫内发育迟缓、新生儿药瘾症等。

四、摄入含咖啡因的饮品

咖啡因是一种黄嘌呤生物碱化合物，是一种中枢神经兴奋药，能够暂时驱走睡意并恢复精力，临床上用于治疗神经衰弱和昏迷复苏。因此，含有咖啡因成分的咖啡、茶、软饮料及能量饮料十分畅销。备孕女性不宜过多饮用咖啡、茶及其他含咖啡因的饮料和食品。有研究证明，咖啡因是一种能够影响女性生理变化的物质，可以在一定程度上改变女性体内雌、孕激素的比例，从而间接抑制受精卵在子宫内的着床和发育。

考点：不良嗜好对胎儿的影响

第 6 节　心 理 因 素

古代医学和现代医学都认为，母亲的心理状态可影响胎儿的健康和生长发育。孕妇处于积极乐观状态时，能促进胎儿的生长发育；处于消极焦虑状态时，易导致胎儿发育不良。

一、孕妇的心理特点

妊娠早期，孕妇可因身体的不适而出现明显的心理变化。表现为情绪多变、自相矛盾、过敏和过度反应、容易接受暗示，在与外部刺激无关的情况下，经常明显地从兴奋状态（如依赖性增强，欲望增加，变得偏食，特别喜欢某些食物）转变为消沉（如过度忧虑，担心胎儿健康，对性生活产生畏惧）。妊娠中期，孕妇对生理和心理变化已经较为适应，心理状态一般较平稳，因担心自身健康状况和胎儿发育是否正常，可能产生轻度焦虑，但一般无不良影响。妊娠晚期，胎儿生长迅速，孕妇躯体过度负荷，行动笨拙，对分娩及随之而来的哺育后代的期待不甚明了和担忧，容易出现情绪不稳定、压抑、恐惧、紧张、焦虑等。大部分孕妇都能比较好地适应妊娠期生理和心理变化，如果不能适应变化，则可能出现心理障碍，包括产前焦虑、产前抑郁、分娩恐惧、强迫症等。

二、孕妇心理因素对胎儿的影响

悲伤、痛苦、烦恼、气愤、不满等消极情绪，可使孕妇体内肾上腺素增多，引起孕妇血压升高、心率加快、妊娠期呕吐加剧，导致流产、早产、死胎。妊娠早期，孕妇如受到强烈精神刺激，可导致胎儿唇裂、腭裂、智力低下。此外，孕妇的不良心理状态，对胎儿的中枢神经系统发育影响较大，可直接影响新生儿的性格和智力。相反，积极的情绪可以增加血液中有利于健康的化学活性物质，促进胎儿的生长发育。故孕妇应保持心情舒畅，生活有规律，常听悦耳的音乐，多看优美的画境，适当参加文娱活动，消除各种不良情绪。

小　结

通过本章学习我们明白：影响优生的非遗传因素很多，主要包括理化因素、生物因素、营养因素、药物因素、不良嗜好及心理因素等。这些因素会影响人类的性腺和胎儿的正常发育，诱发出生缺陷，严重者会引起流产、早产、死胎。理化因素包括物理因素和化学因素；生物因素常见的有风疹病毒、巨细胞病毒、单纯疱疹病毒、弓形虫、人类免疫缺陷病毒等；不良嗜好主要指吸烟、酗酒、吸毒、摄入含咖啡因的饮品等。所以，孕妇既要避免接触有害的外界环境，又要注重营养，更要谨慎用药。同时养成良好的生活习惯和保持身体健康与心情舒畅。

自 测 题

一、名词解释

1. 医疗照射　2. 人类免疫缺陷病毒

二、填空题

1. 遗传因素和非遗传因素都会影响下一代的优生。影响优生的非遗传因素，包括________、________、________、________、________、________。

2. 孕妇既要避免接触________，又要注重________，更要谨慎________。同时养成________和保持________与________。

3. 引起胎儿发育畸形的生物因素主要有________、________、________、________和________等。

4. 育龄妇女在怀孕期间应当摈弃诸如________、________、________、________等不良习惯与嗜好，这不仅危害自身健康，而且累及后代。

5. 孕妇的________、________、________、________、________等消极情绪都会影响胎儿的发育，严重者可以导致流产、早产、死胎。

三、单选题

1. 影响优生的物理因素中属于电离辐射的是(　　)

A. X 线

B. 电视

C. 手机

D. 微波炉

E. 电脑

2. 孕妇在妊娠早期缺乏叶酸，可导致胎儿发生(　　)

A. 头面部畸形

B. 心脏畸形
C. 手脚畸形
D. 神经管畸形
E. 生殖器官畸形

3. 呆小症患儿是由于孕妇缺乏微量元素(　　)
A. 碘
B. 硒
C. 铁
D. 锌
E. 铜

4. 下列选项中不属于化学致畸因素的是(　　)
A. 农药
B. 哌替啶(杜冷丁)
C. 除草剂
D. 苯
E. 汽油

5. 钱女士日常生活中特别喜欢喝饮料，妊娠后建议只喝(　　)
A. 咖啡
B. 浓茶
C. 雪碧
D. 可乐
E. 果汁

6. 下列关于吸烟对妊娠的影响，错误的是(　　)
A. 女性嗜烟可导致不孕
B. 男性嗜烟可导致精子畸形
C. 孕妇嗜烟可导致早产
D. 父亲嗜烟对胎儿无影响
E. 丈夫嗜烟可导致妻子被动吸烟

7. 日本“水俣病”的致病物质是(　　)
A. 甲醛
B. 甲基汞
C. 汽油
D. 2,4,5-三氯苯氧乙酸
E. 亚硝酸盐

8. 妊娠期不宜食用的食品是(　　)
A. 泡菜
B. 动物肝脏
C. 牛奶
D. 干果
E. 粗糙谷物

9. 王女士怀孕后，母亲将其宠物猫带走，是怕感染(　　)
A. 风疹病毒
B. 巨细胞病毒
C. 单纯疱疹病毒
D. 弓形虫
E. 艾滋病病毒

四、简答题

1. 简述影响优生的非遗传因素。
2. 孕妇哪些不良嗜好会对胎儿有影响？

(元俊鹏)

第 8 章　优 生 措 施

引 言

根据 2012 年 9 月卫生部发布的《中国出生缺陷防治报告(2012)》，目前我国出生缺陷的发生率约为 5.6%，以全国每年出生 1600 万人计算,每年新增出生缺陷约 90 万例。出生缺陷不仅影响儿童的生命健康和生活质量，而且给家庭及社会经济造成了沉重的负担。我国将“控制出生缺陷,提高出生人口素质”列为基本国策之一。那么,如何有效干预出生缺陷,减少缺陷儿的出生,提高出生人口素质？带着这个问题，让我们共同学习如何实现优生。

第1节　出生缺陷干预概述

案例 8-1

2013 年 7 月，民政部下发了《民政部办公厅关于转发中国儿童福利和收养中心开展“婴儿安全岛”试点工作方案的通知》，意味着福利机构设置“婴儿安全岛”接收弃婴的行为得到了官方的认可，并将在全国推广。截至 2015 年 1 月，全国已经有 16 个省市先后设立了 32 个试点。根据中国儿童福利和收养中心统计，全国各地目前设立的“婴儿安全岛”接收的弃婴，约 99%都是病残儿童。婴儿被遗弃的原因主要是家庭无法承受昂贵的医疗费，无法承受呆傻孩子将来的特殊教育费用，很多家庭担心因病致贫，于是就把孩子送到“婴儿安全岛”，希望孩子能得到更好的生活。

问题： 1. 哪些原因可导致出生缺陷的发生？

2. 出生缺陷干预的措施主要有哪些？

出生缺陷可造成胎儿、婴儿死亡，并可导致大量的儿童患病和长期残疾，会使患儿一生都受到出生缺陷的困扰，也会给家庭和社会带来沉重的负担。生一个健康聪明、无出生缺陷的孩子是每个家庭的美好期待，也是国家民族的希望所在。实施出生缺陷干预是实现优生的重要途径。

一、出生缺陷的概念

出生缺陷(birth defect)是指婴儿出生前发生的形态结构、功能或代谢异常，包括先天畸形、功能、代谢、行为异常。其中，先天畸形占出生缺陷的 60%～70%，是最为严重的一类出生缺陷。广义的出生缺陷是指在人类正常范围之外，任何解剖学和功能的变异，但不包括出生时损伤所引起的异常。

二、出生缺陷的类型

(一)根据出生缺陷的形态结构、生理功能及代谢分类

1. 形态结构异常　由于形态结构发育异常引起的先天畸形，如无脑儿、脊柱裂、唇裂、多指等。

2. 生理功能异常　由于胚胎发育紊乱引起的生理功能异常，如先天性耳聋、智力低下、先天性失明等。

3. 代谢缺陷　因酶的缺陷而引起的代谢异常，如苯丙酮尿症、全身性白化病、先天性甲状腺功能减退症等。

(二)根据出生缺陷的发生原因分类

1. 由遗传因素引起的出生缺陷　可分为单基因病、多基因病、染色体病和线粒体遗传病。

2. 由环境因素引起的出生缺陷　可分为理化因素、生物因素、营养因素、药物因素、不良嗜好等导致的出生缺陷。

3. 原因不明的出生缺陷　现有出生缺陷中仍有 60%～70%原因不明，随着医学的进步，出生缺陷的发生原因将会逐渐明了，其中部分可能为环境与遗传因素共同影响所致。

(三)根据出生缺陷的形成方式分类

1. 畸形缺陷　胚胎早期由于某种原因造成的身体结构发育异常，是最常见且最严重的缺陷，如无脑儿。

2. 裂解缺陷　胎儿身体某些部位在发育过程中由于某种原因引起的正常组织的损害，如唇裂、腭裂等。

3. 变形缺陷　异常压力作用到胎儿身体的某个部分产生的形态改变，如由于羊水过少，宫内压迫引起胎儿马蹄足。

4. 发育不良　胎儿身体某部位的某一种组织发育不良，如成骨不全等。

(四)根据出生缺陷的胚胎发育过程分类

1. 整胚发育畸形　多由严重的遗传缺陷引起，大多不能形成完整的胚胎并早期死亡而吸收或流产。

2. 胚胎局部发育畸形　由胚胎局部发育紊乱引起，涉及范围并非一个器官，而是多个器官，如头面部发育不全。

3. 器官和器官局部畸形　由某一器官不发生或发育不全所致，如双侧或单侧肺不发生、室间隔缺损等。

4. 发育过度畸形　由器官或器官的一部分增生过度所致，如多指(趾)畸形。

5. 吸收不全畸形　在胚胎发育过程中，有些结构部分吸收，如蹼状指(趾)。

6. 超数和异位发生性畸形　由于器官原基超数发生或发生于异常部位而引起，如多孔乳腺、异位乳腺等。

7. 发育滞留性畸形　器官发育中途停止，器官呈中间状态，如双角子宫、隐睾等。

8. 重复畸形　单卵双生儿未能完全分离，致使胎儿全部或部分结构重复，如连体儿。

考点: 出生缺陷的概念及类型

三、出生缺陷发生的原因

出生缺陷的发生原因比较复杂，多种因素均可引起，有些与遗传因素有关，有些与环境因素有关，有些则是遗传因素与环境因素共同作用的结果。

1. 遗传因素　由于染色体异常或基因突变导致出生缺陷。染色体数目减少可引起出生缺陷：常染色体的单体型胚胎几乎不能存活；性染色体的单体型胚胎约有 97%死亡，3%成活且有畸形，如先天性卵巢发育不全综合征（45，X）。染色体数目增多也可引起畸形，如 21 三体综合征、18 三体综合征。染色体结构畸变也可引起畸形，如猫叫综合征。基因突变也可导致出生缺陷，但其引起的畸形远比染色体异常引起的畸形轻，如软骨发育不全、肾上腺大小畸形、无虹膜等。

2. 环境因素　由于环境因素的作用导致出生缺陷，包括物理性因素、化学因素、生物因素及不良嗜好等。物理因素包括 α 射线、β 射线、γ 射线和 X 线等射线，电离射线致畸作用强，短波、微波、紫外线等非电离射线致畸作用较弱；化学因素包括药物、工业“三废”、农药、食品添加剂和防腐剂，其中以药物致畸作用为主；生物因素包括病毒、弓形体、梅毒等，这些病原体通过胎盘绒毛屏障或子宫颈上行感染胎儿，影响胚胎发育；不良生活习惯包括抽烟、酗酒、吸毒等。

3. 遗传因素和环境因素共同作用　有些出生缺陷是受遗传因素和环境因素双重作用才能发病，如先天性畸形足，遗传因素占 68%，环境因素占 32%；还有的出生缺陷是遗传因素作背景，加上环境因素的影响才会发病，如蚕豆病，有遗传因素存在，吃蚕豆就可能发病，如果不吃蚕豆，就可能不发病。

四、出生缺陷干预的意义

（一）出生缺陷干预直接关系到社会经济发展

我国是人口大国，也是出生缺陷高发国家。我国每年新发出生缺陷例数高达 90 万人。据《中国出生缺陷防治报告（2012 年）》测算，我国每年将新增先天性心脏病超过 130 000 例，神经管缺陷约 18 000 例，唇裂和腭裂约 23 000 例，先天性听力障碍约 35 000 例，唐氏综合征 23 000～25 000 例，先天性甲状腺功能减退症 7600 余例，苯丙酮尿症 1200 多例。出生缺陷降低了人群健康水平和人口素质，因治疗、残疾或死亡导致的疾病负担巨大。据 2003 年的资料测算，我国每年因神经管缺陷造成的直接经济损失超过 2 亿元，每年新出生的唐氏综合征生命周期的总经济负担超过 100 亿元，新发先天性心脏病生命周期的总经济负担超过 126 亿元。在社会保障总体水平偏低的情况下，出生缺陷导致的因病返贫、因病致贫现象在中西部地区尤为突出。出生缺陷给家庭和社会带来的经济负担严重地制约了我国社会的发展和国民健康的提高，直接影响着我国综合国力和国际竞争力的提升。出生缺陷干预可通过提高出生人口素质，减轻社会医疗保障和健康投资的负担，推动社会经济可持续发展和全面建成小康社会战略目标的实现。

（二）出生缺陷干预直接关系到广大人民群众的切身利益

出生缺陷是导致流产、死胎、死产、新生儿死亡和婴幼儿夭折的重要原因，存活的患儿也常因为出生缺陷而导致生活质量受到严重影响。据有关资料报道，我国的严重出生缺陷患儿中，30%～40%在出生后死亡，约 40%致残，只有 20%～30%经早期诊断、治疗或康复训练后可治愈或纠正。每一例出生缺陷都给家庭带来巨大的精神和经济负担，影响患儿终身生活质量和身心健康，也影响家庭和谐，因此出生缺陷的预防直接关系广大群众的切身利益。努力减少出生缺陷的发生，关系到数千万家庭的幸福。

(三)出生缺陷干预工作任务十分紧迫

出生缺陷时时刻刻都在发生，而广大群众预防出生缺陷的知识十分匮乏，缺少防范意识。目前全社会还没有形成积极有效的预防机制，一级预防尚未成为预防工作的重点。预防出生缺陷发生的关键是减少出生缺陷发生的机会，这种预防工作应始于孕前。当前迫切需要在全民中普及预防出生缺陷的科学知识，积极广泛推动出生防治工作，尽快形成经常性的工作机制，有效减少出生缺陷发生的危险因素。

知识链接 **中国预防出生缺陷日**

在 2005 年 9 月 12 日，经我国政府批准，“第二届发展中国家出生缺陷与残疾国际大会”在北京人民大会堂隆重开幕。来自世界各国的 1500 名科学家、政府官员和公共卫生工作者聚集一堂，共同分享全世界预防出生缺陷和残疾方面的研究成果，为推动发展中国家预防出生缺陷的行动提出指导性意见。为了借助本次大会在我国召开的有利时机，进一步推动我国出生缺陷和残疾预防工作的开展、充分发挥我国政府在国际公共卫生舞台上的作用、为全世界减少出生缺陷和残疾降低婴儿及儿童死亡率做出贡献，我国政府决定将 9 月 12 日定为“中国预防出生缺陷日”并建议联合国确定为“世界预防出生缺陷日”。

五、出生缺陷干预的三级预防

出生缺陷干预(birth defect intervention)是指通过宣传教育、咨询指导、政策支持、技术手段等多种方式，防止和减少出生缺陷的发生或减轻出生缺陷的危害。世界卫生组织针对预防出生缺陷的各个环节提出了三级预防概念，我国非常重视对出生缺陷的预防，目前正在积极实施出生缺陷干预工程，通过“三级预防”策略预防出生缺陷。

一级预防：妊娠前、妊娠早期干预，去除病因。一级预防是指通过妊娠前的健康教育和指导等措施，预防出生缺陷的发生，包括婚前检查、遗传咨询、适龄生育、妊娠前期和妊娠早期保健，还包括合理营养、预防感染、谨慎用药、戒烟戒酒、避免接触放射线和有毒有害物质、避免接触高温环境等。一级预防具有低成本、高效果的特征。

二级预防：产前干预，早发现、早诊断、早治疗。二级预防是指对已妊娠的孕妇，通过妊娠期检查、产前筛查和产前诊断，早发现、早诊断、早治疗，以减少出生缺陷儿的出生。二级预防是对一级预防的补充。

三级预防：出生后干预，减轻出生缺陷儿痛苦，提高生命质量。三级预防是对新生儿进行早期筛查，对出生缺陷儿早期治疗，减少残疾程度，提高患儿生活质量。出生缺陷儿治疗包括疾病筛查、早期诊断和及时的内外科治疗等。

近年来，中央和地方财政加大投入力度，针对妊娠前、妊娠期、新生儿期等不同阶段，启动实施一系列重大公共卫生服务项目，包括国家免费妊娠前优生健康检查项目、增补叶酸预防神经管缺陷项目、新生儿疾病筛查项目、珠蛋白生成障碍性贫血防控项目等，数千万个生育家庭从中受益。经过不懈努力，出生缺陷防治工作成效初显。2012 年、2013 年全国围生儿出生缺陷发生率连续两年开始下降，分别为 145.64/10000 和 145.06/10000，比 2011 年降低

0.7 和 0.8 个千分点，全国出生缺陷发生率持续升高态势正在得到遏制。

第2节 优 生 咨 询

案例 8-2

张先生和李女士是一对婚姻适龄青年，双方表型正常。李女士得知张先生的一个姐姐患有苯丙酮尿症，担心婚后所生孩子也会患此病，于是前来咨询，寻求婚姻和生育指导。

问题： 1. 苯丙酮尿症的遗传方式是什么？

2. 如果两人结婚，出生苯丙酮尿症的概率有多大？

3. 如果你是医生，你将如何指导这对青年的婚姻？

一、优生咨询的概念

考点：优生咨询的概念

优生咨询(eugenic counseling)是指专业人员就咨询者提出的有关优生问题进行解答并提供优生技术服务。优生咨询是预防遗传病患儿或其他先天性缺陷儿出生的一项最有效的优生措施。

二、优生咨询的目的

通过优生咨询发现和解决具有高危因素的男、女青年的生育问题；开展优生宣传教育，创造良好的优生环境，促进和保护胎儿正常发育。

三、优生咨询的对象

优生咨询服务对象主要包括：①准备结婚或准备生育的男、女青年；②已生育有先天出生缺陷儿或遗传病儿的夫妇；③曾接触过某些不利因素者；④不明原因的不孕、习惯性流产、早产、死胎、死产史等的夫妇或家庭；⑤35 岁以上的高龄孕妇；⑥本人或家庭成员患有遗传病的夫妇。

四、优生咨询的内容

考点：优生咨询的3个方面

优生咨询包括婚前优生咨询、孕前优生咨询、孕期优生咨询 3 个方面。

(一)婚前优生咨询

婚前优生咨询是指对准备结婚的男女双方在结婚登记前所进行的婚前医学检查、婚前卫生指导和婚前卫生咨询服务。婚前优生咨询是优生的基础，其目的是避免在医学上认为不适当的结婚和生育，减少遗传病的延续，防止传染病的传播，这是预防出生缺陷的第一步。

考点：婚前医学检查的概念及检查项目

1. 婚前医学检查　是指对准备结婚的男女双方可能患有影响结婚和生育的疾病所进行的医学检查。检查项目包括询问病史、体格检查、常规辅助检查和其他特殊检查，以确定有无影响结婚和生育的疾病。婚前医学检查的重点疾病包括严重遗传性疾病、指定传染性疾病、有关精神病及其他影响结婚和生育的重要器官疾病。

知识链接

婚前医学检查的项目及主要疾病

1. 婚前医学检查的项目

(1)体格检查：检查女性生殖器官时应做经肛门腹壁双合诊，如需做阴道检查，须征得本人或家属同意后进行。除处女膜发育异常外，严禁对其完整性进行描述。对可疑发育异常者，应慎重诊断。

(2)常规辅助检查：应进行X线胸部透视，血常规、尿常规、梅毒筛查，血转氨酶和乙肝表面抗原检测，女性阴道分泌物滴虫、真菌检查。

(3)其他特殊检查：如乙型肝炎血清学标志检测、淋病、艾滋病、支原体和衣原体检查、精液常规、B型超声、乳腺、染色体检查等，应根据需要或自愿原则确定。

2. 婚前医学检查的主要疾病

(1)严重遗传性疾病：由于遗传因素先天形成，患者全部或部分丧失自主生活能力，子代再现风险高，医学上认为不宜生育的疾病。

(2)指定传染病：《中华人民共和国传染病防治法》中规定的艾滋病、淋病、梅毒及医学上认为影响结婚和生育的其他传染病。

(3)有关精神病：精神分裂症、躁狂抑郁型精神病及其他重型精神病。

(4)其他与婚育有关的疾病：如重要脏器疾病和生殖系统疾病等。

2. 婚前卫生指导　是指对准备结婚的男、女双方进行以生殖健康为核心、以结婚和生育为目的的有关保健知识的宣传教育。其内容包括有关性保健和性教育，新婚避孕知识及计划生育指导，受孕前的准备、环境和疾病对后代影响等孕前保健知识，遗传病的基本知识，影响婚育的有关疾病的基本知识，其他生殖健康知识。

3. 婚前卫生咨询　是指婚检医生针对婚前医学检查结果发现的异常情况及服务对象提出的具体问题进行解答、交流，帮助受检者在知情的基础上做出适宜的决定。婚检医生在提出“不宜结婚”“不宜生育”和“暂缓结婚”等医学意见时，应充分尊重服务对象的意愿，耐心、细致地讲明科学道理，对可能产生的后果给予重点解释，并由受检双方在体检表上签署知情意见。

知识链接

婚前卫生咨询医学意见

1. 不宜结婚　直系血亲和三代以内的旁系血亲；医学上认为不宜结婚的疾病，如一方或双方患有重度、极重度智力低下，不具有婚姻意识能力；重型精神病，在病情发作期有攻击危害行为等。

2. 不宜生育　严重遗传性疾病或其他重要脏器疾病，以及医学上认为不宜生育的疾病。

3. 暂缓结婚　指定传染病在传染期内、有关精神病在发病期内或其他医学上认为应暂缓结婚的疾病。

4. 采取医学措施，尊重受检者意愿　婚检发现的可能会终身传染的不在发病期的传染病患者或病原体携带者。

(二)孕前优生咨询

孕前优生咨询是指以为备孕夫妇提供与生育有关的健康教育与咨询、健康状况评估、健康指导为主要内容的保健服务。其目的是指导咨询夫妻安排理想的受孕时间，避开不利的受孕时机，在最佳的心理状态和最适宜的环境下受孕，保证孕期母子健康，这是出生缺陷一级预防的最关键环节，是积极主动、经济有效、无痛苦的预防出生缺陷发生的措施。

考点：孕前优生咨询的概念

1. 孕前优生健康教育　是通过有针对性的信息传播和行为干预，帮助备孕夫妇掌握优生科学知识和技能，促使备孕夫妇充分利用孕前优生健康检查，自觉采纳有利于优生的行为和生活方式，消除或减轻影响生育的危险因素，预防出生缺陷等不良妊娠结局。主要内容包括与妊娠生育有关的生理和心理保健知识；实行计划妊娠的重要性和基本方法，以及孕前准备的主要内容；母体患病对生育的影响；孕前及孕期运动方式、饮食营养及环境因素等对生育的影响；出生缺陷及遗传性疾病的防治等。

2. 孕前优生健康检查　孕前优生健康检查包括基础信息采集、一般情况采集和孕前医学检查。

(1)基础信息采集：包括夫妇双方姓名、性别、出生日期、民族、文化程度、职业、居住地等。

(2)一般情况采集：重点采集与优生有关的孕育史、疾病史、家族史、用药情况、生活习惯、饮食营养、职业状况及工作环境、社会心理和人际关系等，了解备孕夫妇和双方家庭成员的健康状况，识别影响生育的风险因素。

(3)孕前医学检查：通过对备孕夫妇进行病史询问、体格检查、临床实验室检查、影像学检查等医学检查,对其健康状况做出初步评估,针对可能影响生育的健康问题提出干预措施。我国自 2010 年起正式启动免费孕前优生健康检查项目试点工作，共有 19 项孕前优生健康检查服务内容(表 8-1)。

表 8-1　国家免费孕前优生健康检查 19 项基本服务内容

<table>
<tr><th>序号</th><th colspan="3">项目</th><th>女性</th><th>男性</th><th>目的</th><th>意义</th></tr>
<tr><td>1</td><td colspan="3">优生健康教育</td><td>√</td><td>√</td><td>建立健康生活方式，提高风险防范意识和参与自觉性</td><td>规避风险因素</td></tr>
<tr><td>2</td><td colspan="3">病史询问(了解孕育史、疾病史、家族史、用药情况、生活习惯、饮食营养、环境危险因素等)</td><td>√</td><td>√</td><td>评估是否存在相关风险</td><td>降低不良生育结局风险</td></tr>
<tr><td rowspan="3">3</td><td rowspan="3">体格检查</td><td colspan="2">常规检查(包括身高、体重、血压、心率检查，甲状腺触诊，心肺听诊，肝脏和脾脏触诊，四肢和脊柱检查等)</td><td>√</td><td>√</td><td>评估健康状况，发现影响优生的相关因素</td><td rowspan="3">减少影响受孕及导致不良妊娠结局的发生风险</td></tr>
<tr><td colspan="2">女性生殖系统检查</td><td>√</td><td></td><td rowspan="2">检查双方有无生殖系统疾病</td></tr>
<tr><td colspan="2">男性生殖系统检查</td><td></td><td>√</td></tr>
<tr><td rowspan="3">4</td><td rowspan="6">实验室检查9项</td><td rowspan="3">阴道分泌物</td><td>白带常规检查</td><td>√</td><td></td><td>筛查有无阴道炎症</td><td>减少宫内感染</td></tr>
<tr><td>淋球菌检测</td><td>√</td><td></td><td rowspan="2">筛查有无感染</td><td rowspan="2">减少流产、早产、死胎、胎儿宫内发育迟缓等</td></tr>
<tr><td>沙眼衣原体检测</td><td>√</td><td></td></tr>
<tr><td>5</td><td colspan="2">血液常规检验(血红蛋白、红细胞、白细胞及分类、血小板)</td><td>√</td><td></td><td>筛查贫血、血小板减少等</td><td>减少因重症贫血造成的胎儿宫内发育迟缓；减少因血小板减少造成的新生儿出血性疾病</td></tr>
<tr><td>6</td><td colspan="2">尿液常规检验</td><td>√</td><td>√</td><td>筛查泌尿系统及代谢性疾患</td><td>减少生殖道感染、宫内感染、胎儿死亡和胎儿宫内发育迟缓</td></tr>
<tr><td>7</td><td colspan="2">血型(包括 ABO 血型和 Rh 阳/阴性)</td><td>√</td><td>√</td><td>预防血型不合溶血</td><td>减少胎儿溶血导致的流产、死胎、死产、新生儿黄疸等</td></tr>
</table>

续表

序号	项目		女性	男性	目的	意义
8		血清葡萄糖测定	√		糖尿病筛查	减少流产、早产、胎儿畸形等风险
9		肝功能检测(谷丙转氨酶)	√	√	评估是否感染及肝脏损伤情况	指导生育时机选择，减少母婴传播
10		乙型肝炎血清学五项检测	√	√		
11		肾功能检测(肌酐)	√	√	评价肾脏功能	指导生育时机选择，减少胎儿宫内发育迟缓
12		甲状腺功能检测(促甲状腺激素)	√		评价甲状腺功能	指导生育时机选择，减少流产、早产、胎儿宫内发育迟缓、死胎死产、子代内分泌及神经系统发育不全、智力低下等
13	病毒寄生虫筛查4项	梅毒螺旋体筛查	√	√	筛查有无梅毒感染	减少流产、死胎死产、母婴传播
14		风疹病毒 IgG 抗体测定	√		发现风疹病毒易感个体	减少子代先天性风疹综合征、先天性心脏病、耳聋、白内障、先天性脑积水等
15		巨细胞病毒 IgM 抗体和 IgG 抗体测定	√		筛查巨细胞病毒感染状况	减少新生儿耳聋、智力低下、视力损害、小头畸形等
16		弓形虫 IgM 和 IgG 抗体测定	√		筛查弓形虫感染状况	减少流产、死胎、胎儿宫内发育迟缓等
17	影像1项	妇科超声常规检查	√		筛查子宫、卵巢异常	减少不孕、流产及早产等不良妊娠结局
18	风险评估和咨询指导		√	√	评估风险因素，指导落实预防措施	减少出生缺陷发生，提高人口出生素质
19	早孕和妊娠结局跟踪随访		√		了解早孕及妊娠结局相关信息，做好相关指导和服务	降低出生缺陷发生风险

3. 孕前风险因素评估　是对所获得的备孕夫妇双方的病史、体格检查、临床实验室检查、影像学检查的结果进行综合分析，识别和评估夫妇双方存在的可能导致出生缺陷等不良妊娠结局的风险因素，形成评估结果并提出建议。

4. 孕前优生咨询指导　依据风险因素评估结果，可将备孕夫妇区分为一般健康人群和具有特定风险因素的高风险人群。根据不同人群进行分类指导。

考点：孕前优生咨询指导分类

一般健康人群是指经评估未发现可能导致出生缺陷等不良妊娠结局风险因素的备孕夫妇对此类人群采取一般性干预措施：①制订妊娠计划。一是选择最佳生育年龄。女性最佳生育年龄为25～30岁，男性为25～35岁。这个时期是男、女双方生殖功能最旺盛的阶段，生殖细胞质量好，同时已经积累了一定的生活经验、社会经验和经济基础；二是选择最佳受孕季节。受孕季节因地而异，就我国大部分地区来说，应避免在初春或深冬气候多变的季节受孕，以夏末秋初时受孕最为适宜。夏末初秋受孕，即11月初为妊娠第3个月，秋高气爽，气候宜人，孕妇感到舒适，早孕反应阶段，正值秋季，避开了盛夏对食欲的影响，秋季时蔬菜瓜果供应齐全，容易调节食欲，增加营养，有利于胎儿的生长发育，特别是脑发育。足月分娩时，正是气候宜人的春末夏初，这样的季节有利于新生儿对外界环境的适应，从而能更好地生长发育。②建立健康的生活方式。一是养成良好的饮食习惯。孕前饮食要注意营养均衡、粗细搭配、进食规律、不偏食、不节食、不贪食，补充叶酸。二是按时休息和适当运动。按时起床和休息，保证睡眠充足，坚持适当运动，可以增强妊娠后期对流感、风疹等病毒的抵抗力；促进女性体内激素的合理调配，有利于受精卵顺利着床，并促进胚胎和胎儿发育；保持正常体重，为顺利分娩奠定坚实基础。三是远离宠物。女性在计划受孕时，要避免接触宠物，以免感染弓形虫，导致受孕后流产、胎儿畸形及胎儿生长受限。四是避开不利的受孕时机。接触有毒有害化学物质或接触过放射线者，应该在孕前一段时间避免接触；吸烟、酗酒者必须戒烟、禁酒 2～3 个月后才能受孕；长期口服避孕药或长期因某疾病服药者，应停药一段时间后受孕；接触过某些急性传染病患者，应当进行检查，排除受感染后再受孕等。五是适当节制性生活。在计划妊娠期间，应适当减少性生活的次数，选择排卵前后性生活，不仅可以保证精子的数量和质量，还能提高受孕成功率。

考点：男女最佳生育年龄

高风险人群是指经评估发现一个或多个方面有异常的备孕夫妇。评估为高风险人群的备孕夫妇，必须进行个性化咨询指导。在普遍性指导的基础上，根据存在的高风险因素进行详细的分析、指导和提出医学建议。针对高风险人群的干预措施包括疫苗接种、疾病治疗及药物合理调整、避免职业危害、纠正不良生活方式等。

（三）孕期优生咨询

孕期优生咨询是孕期保健的重要组成部分，贯穿于孕期的全过程。其目的是指导咨询对象创造有利于胎儿发育的最佳环境，避免不良因素的影响，并对在孕期内受到不良环境因素影响的情况下进行医学分析，提出相关产前筛查或产前诊断的建议。

1. 建立良好的心理状态　孕期应保持稳定、乐观、良好的心境，给胚胎和胎儿创造良好的生长发育环境。消极情绪使母体神经、内分泌发生变化，影响到胎儿从而导致不良妊娠结局。因此，孕妇应加强自我修养，学会自我心理调节。若孕妇在孕期长期有不良的心理状况，应当根据具体情况，给予相关产前诊断的医学建议。

2. 避免接触有害环境因素　有害环境因素对于胚胎和胎儿发育的影响因其发育阶段的不同有较大差别。孕妇妊娠的前 3 个月，胚胎对有害环境因素的影响最敏感，可导致自然流产，或造成严重的损害而发生出生缺陷。在整个孕期，特别是孕早期应尽量避免这些有害的环境因素。若在孕期有有害环境因素接触史，应根据具体情况，提出医学建议或产前诊断的指导意见。

3. 充足合理的孕期营养　孕期良好的营养是胎儿生长发育的基础。孕期营养状况的优劣对胎儿生长发育直至成年后的健康将造成重要影响。与非孕期妇女相比，孕期妇女对各种营养素的需要量均有所增加，尤其是蛋白质、必需脂肪酸、钙、铁、叶酸、维生素 A 等，孕期食物的摄入量也相应增加，但膳食仍然应由多种多样食物组成的平衡膳食。因各种原因从膳食中不能满足其营养需要时，可在医生的指导下适当补充营养素制剂如维生素 A、维生素 D、叶酸制剂，切不可过量。由于妊娠不同时期胚胎发育速度不同，孕妇的生理状态、机能代谢变化和对营养素的需求也不同，应根据不同妊娠时期按照需要量进行补充。

知识链接

妊娠中期、晚期孕妇每日饮食七要点

1. 每日 350～450g 谷类。
2. 每日 50～100g 豆腐或豆制品。

3. 每日50～150g猪肉、禽、鱼等动物性食品，1个鸡蛋。
4. 每日250～500ml鲜牛奶。
5. 每日400～500蔬菜。
6. 每日15～20g烹调植物油。
7. 4句话：有粗有细，不甜不咸，少食多餐，七八分饱。

4. 保持良好的胚胎生长发育内环境　内环境是指孕妇本身产生的影响胚胎生长发育的因素。母体在孕期患病会直接间接影响胎儿的生长发育，导致胎儿宫内发育迟缓，甚至畸形。因此，女方应在身体状况最佳时期妊娠。这种身体状况包括：是否出现重要脏器异常，是否患慢性疾病、妇科疾病、感染性疾病等。咨询医生应当根据具体情况，提出医学建议或产前诊断指导意见。

5. 孕期合理用药　从妊娠到分娩，孕妇难免会发生一些疾病，可能需要药物治疗。孕期用药必须有明确的指征并对治疗孕妇疾病有益，不宜滥用药物，可用可不用的药物宜不用。必须用药时，应使用已证明对灵长目动物胚胎无害的药物。孕期使用药物时，专科医生或咨询医生和孕妇及其亲属应当进行充分沟通，在知情同意的前提下使用药物。孕期合理用药只是相对而言，因此孕期使用过药物者应当根据具体情况进行必要的产前筛查与产前诊断。

第3节　产前筛查与产前诊断

案例8-3

姜女士，26岁，妊娠15周。她了解到产前筛查是预防先天缺陷儿出生的一种重要手段，于是前去市妇幼保健院做产前筛查，经血清学产前筛查结果如下：AFP 24.3U/mL，MOM校正值为0.644；free β-HCG 7.78ng/mL，MOM校正值为0.716；uE_3 4.51nmol/L，MOM校正值为0.797。21三体综合征的风险值为1/1800，18三体综合征的风险值为1/13300，开放性神经管缺陷的风险值为0.644MOM。

问题：姜女士产前筛查结果风险如何？

产前筛查和产前诊断是出生缺陷干预的二级预防措施，通过在孕期进行产前筛查和产前诊断，实现对缺陷儿的早发现、早诊断，进而尽早采取措施，防止出生缺陷儿的出生。

一、产前筛查

（一）产前筛查的概念

产前筛查(prenatal screening)是指通过经济、简便和无创伤的检查方法，针对发病率高、病情严重的遗传性疾病或先天畸形，对孕妇进行广泛检测，以确定孕妇怀有某种先天缺陷儿的危险系数。其目的是依据危险系数确定具有出生缺陷的高风险人群，从而进一步对高风险人群做产前诊断，明确胎儿是否患病，以便在妊娠早、中期采取相应措施，最大限度地防止或减少出生缺陷儿的出生。

考点：产前筛查的概念

（二）产前筛查的对象

年龄在35周岁以下，妊娠15～20^{+6}周的孕妇均为筛查对象。35岁以上的孕妇属高风险人群，一般直接进行产前诊断。目前产前筛查的目标疾病主要有4种：21三体综合征、18三体综合征、13三体综合征和开放性神经管缺陷。

（三）产前筛查的血清标志物

考点：产前筛查常用的血清标志物

产前筛查中最常用的血清标志物是妊娠相关血浆蛋白A（PAPP-A）、甲胎蛋白（AFP）、绒毛膜促性腺激素（HCG）或游离β甲基人绒毛促性腺激素（free β-HCG）、游离雌三醇（uE_3）。由于这些血清标志物在不同孕周中有不同的值，而且孕妇个体间的差异也在人群中呈非正态分布，因此临床实践中常用中位数倍数（MOM）来评估某一孕妇某一孕周的AFP、Free β-HCG是否异常。MOM指产前筛查中，孕妇个体的血清标志物检测结果是正常孕妇群在该孕周时血清标志物浓度中位数的倍数。

（四）产前筛查方法

在妊娠早、中期抽取孕妇2～3ml静脉血（禁高脂肪饮食，空腹最好），通过时间分辨荧光免疫分析、酶联免疫法等定量测定母血中相关血清标志物，再结合孕妇年龄、体重、孕周、种族等参数计算出21三体综合征、18三体综合征及开放性神经管缺陷风险率。将检测数据输入筛查分析软件即可得出筛查结果。

1. 21三体综合征筛查　主要包括超声检查和生化指标检测。

(1)超声检查：采用高分辨的超声仪在妊娠9～14周对胎儿进行扫描，测量颈后透明带（NT）厚度，若颈透明带厚度增厚，与胎儿染色体非整倍性改变有关，可同时进行生化指标筛查，或行产前诊断，并密切随访。

(2)生化指标筛查：①孕早期联合筛查，一般在妊娠的第11～14周进行。包括测定血清中PAPP-A和free β-HCG水平。根据检查结果，评价孕妇怀21三体综合征、18三体综合征或13三体综合征婴儿的风险。如果PAPP-A和free β-HCG指标都低于正常值，且超声检查胎儿颈后透明层增厚、胎儿鼻骨缺如，则唐氏综合征筛查结果阳性，即胎儿患病风险较高。②孕中期三联筛查：一般在第15～20^{+6}孕周进行，检测血清AFP、free β-HCG和uE_3。如果孕妇血清中AFP降低、free β-HCG升高、uE_3降低，再结合孕妇年龄、孕周等情况，可得出21三体综合征和18三体综合征的风险率。

2. 开放性神经管缺陷筛查　在妊娠中期，当存在神经管缺陷时AFP从胎儿体内大量漏出，使羊水和母体血清中的AFP浓度明显升高，检测孕母血清AFP可作为开放性神经管缺陷筛查的依据。

（五）产前筛查结果的判定和处理

考点：产前筛查结果的判定

1. 产前筛查结果的判定　在对各个指标进行计算分析后，风险率以$1/n$方式表示，即出生某一患儿有$1/n$的可能性。21三体综合征筛查采用1/270为切割值；18三体综合征采用1/350为切割值，高于切割值为高风险妊娠，低于切割值为低风险妊娠。开放性神经管缺陷以孕妇血清AFP为2.5MOM为切割值，AFP≥2.5MOM者为高风险妊娠。

2. 产前筛查结果的处理　对筛查出的高风险孕妇的处理，应由产前咨询医师解释筛查结果，并向其介绍进一步检查或诊断的方法，由孕妇知情选择。对于21三体综合征或18三体综合征高风险者，建议进行介入性产前诊断，做胎儿核型分析。对开放性神经管缺陷高风险者，应进行针对性超声检查，判断胎儿是否患病。在未进行产前诊断之前，不得随意对孕妇做终止妊娠的处理。应对所有筛查对象进行跟踪观察直至分娩，并将妊娠结局进行记录。

二、产 前 诊 断

(一) 产前诊断概念

产前诊断(prenatal diagnosis)又称宫内诊断，是指在胎儿出生前采用相关的技术手段对胚胎或胎儿的发育状态、是否患有遗传性疾病或先天性畸形等缺陷所做出的准确诊断。产前诊断的目的是在胎儿未出生前确诊胎儿是否正常，以便进行选择性流产或宫内治疗，从而避免缺陷儿的出生，因此，产前诊断是优生的一项重要措施。

考点： 产前诊断的概念

(二) 产前诊断对象

1. 年龄在35岁以上的高龄孕妇。
2. 夫妇一方有染色体异常，尤其是染色体平衡易位携带者。
3. 已分娩过有染色体异常或神经管畸形儿的孕妇。
4. 性连锁隐性基因携带者或患者。
5. 夫妇一方有先天性代谢疾病，或已育过患儿的孕妇。
6. 在妊娠早期接触过明显致畸因子的孕妇。
7. 有遗传性家族史或近亲婚配史的孕妇。
8. 有不良生育史的孕妇，包括流产、早产、死产和死胎，特别是生育过多发畸形儿的孕妇。
9. 本次妊娠有羊水过多或羊水过少的孕妇。
10. 产前筛查结果为高风险的孕妇。

(三) 产前诊断方法

目前临床上常用的产前诊断方法包括：①物理学检查，即通过仪器直接观察胎儿表型等，如超声检查、胎儿镜检查等；②细胞遗传学检查，如通过对胎儿脱落细胞、绒毛细胞培养，进而进行染色体检查等；③生化检查，如对特殊蛋白质、酶、代谢产物等的检查；④基因诊断。后三种方法是通过羊膜腔穿刺术、绒毛吸取术、经腹脐静脉穿刺术等技术，获取羊水、绒毛、脐带血等检测标本，利用这些标本进行细胞遗传学检查、生化检测、基因诊断，判断胎儿是否有遗传缺陷或先天畸形。

1. 超声检查　在产前诊断中，超声检查是应用最广泛、对母子安全无创的检测技术，可以评估胎儿发育情况；引导对高危胎儿的标本采集，对某些先天缺陷做出诊断。由于胎儿在宫内的发育是连续的过程，其超声图像在不同发育时期会有不同的特点，因此根据产前超声检查规范，产科超声检查可分常规产前超声检查、系统产前超声检查和针对性产前超声检查。

(1) 检查时间：常规产前超声检查在妊娠5周即可进行，包括早期妊娠和中、晚期妊娠一般超声检查。系统产前超声检查包括妊娠早、中期11～14周及18～24周进行的胎儿系统超声检查。针对性检查一般在妊娠18～24周时进行，此时超声可检查出致命胎儿畸形，包括无脑儿、严重脑膨出、严重开放性脊柱裂、严重腹壁缺损及内脏外翻、致命性软骨发育不良。

(2) 诊断应用：①确定是否宫内妊娠；②妊娠囊位置及数目，评估孕周、是否有心搏，诊断多胎妊娠、排除妊娠有关异常及其他妇科疾病等；③筛查胎儿染色体异常高危人群；④探查胎儿畸形。

考点： 超声检查的时间与诊断应用

《中华人民共和国母婴保健法》规定，除医学上确有必要的(伴性遗传性疾病)外，任何医务人员严禁采用技术手段对胎儿进行性别鉴定。

2. 羊膜腔穿刺术　也称羊水穿刺，是指在超声引导下用穿刺针经腹壁和子宫进入羊膜腔吸取少量羊水的一种技术，是了解胎儿发育情况及治疗胎儿病症或中止妊娠的产前诊断重要手段。

(1)穿刺时间：羊膜腔穿刺最佳的时机是妊娠16～22^{+6}周，此时羊水量相对较多，羊膜腔空间相对较大，不易伤及胎儿，且活力细胞较多，易于培养，成功率高。羊膜腔穿刺应在超声引导下进行(图8-1)，避开胎儿选择穿刺位置，一般抽取15～20ml羊水，不会造成宫腔突然缩小而流产。

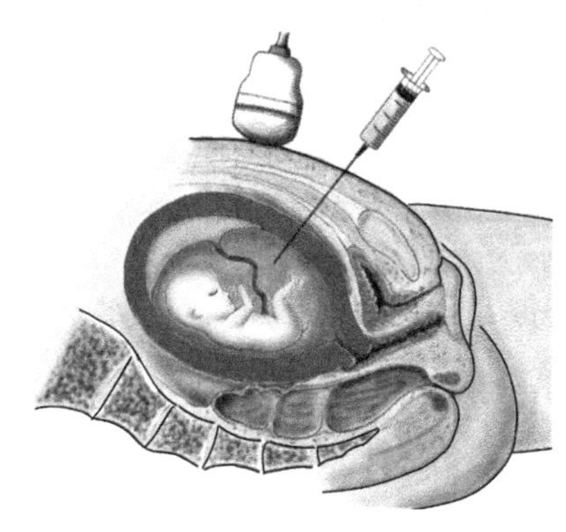

图8-1　羊膜腔穿刺术

考点：羊膜腔穿刺术的时间与诊断应用

(2)诊断：羊水是羊膜腔内的液体，除含有98%～99%的水以外，还含有糖类、脂类、蛋白质、胎儿代谢产物、激素、酶类及胎儿脱落细胞。因此经羊膜穿刺获取的羊水可进行：①染色体病产前诊断；②某些单基因病的基因诊断；③对不能进行基因诊断的某些代谢性疾病可通过酶测定进行产前诊断；④检测甲胎蛋白含量诊断开放性神经管畸形；⑤检测乙酰胆碱酯酶以判断胎儿肺成熟度；⑥检测胎儿有无宫内感染。

(3)禁忌证：下列情况不宜进行羊膜穿刺：①妊娠不足16周或超过24周者；②发热或局部皮肤感染者；③增有过先兆性流产或先兆早产者；④有宫内感染者；⑤单纯因社会习俗要求测胎儿性别者。

(4)并发症　羊膜穿刺可能引起的并发症有：①羊水栓塞；②胎盘早剥；③流产、早产；④羊水渗漏；⑤宫内感染；⑥母体损伤；⑦胎儿损伤。

3. 绒毛吸取术　是指通过手术获取少量胎盘绒毛进行产前诊断的技术，分为经腹绒毛吸取术和经宫颈绒毛吸取术。无论哪种技术，均需在超声引导下进行操作，目前广泛应用的是经腹绒毛吸取术(图8-2)。

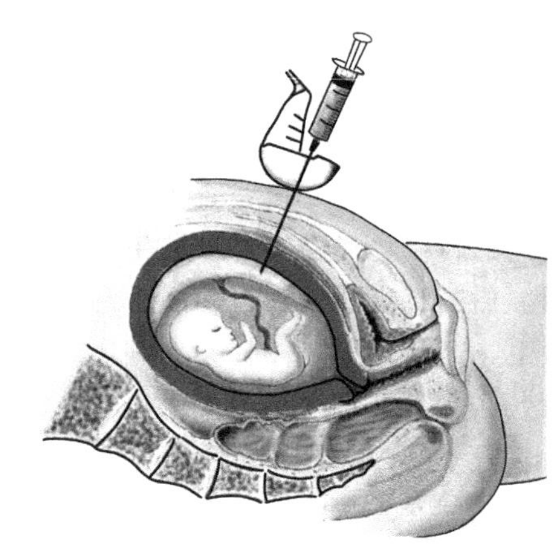

图8-2　经腹绒毛吸取术

(1)吸取时间：吸取绒毛组织，一般以妊娠10～13^{+6}周进行为宜，此时绒毛细胞比较容易培养。绒毛吸取术最大的优点是：在妊娠早期即可知道诊断结果，从而可早期终止妊娠，降低中期引产对孕妇心理、生理方面的损害。

考点：绒毛吸取的时间与诊断应用

(2)诊断：吸取绒毛后可直接或经培养后进行类似羊水胎儿脱落细胞的各项检查。

(3)禁忌证　①超声显示孕囊异常或无胎心；②宫腔狭窄；③阴道或盆腔感染；④重度宫颈炎；⑤子宫肌瘤；⑥Rh致敏。

(4)并发症：虽然吸取的绒毛较少，对胎盘功能几乎无影响，但仍有以下并发症风险：①流产；②宫腔感染；③母儿血型不合致敏；④畸形；⑤胎儿发育受限；⑥早产。

4. 经腹脐静脉穿刺术　是指在超声引导下进行脐静脉穿刺以获得胎儿血标本的技术(图8-3)。由于该技术直接获取胎儿血，诊断的准确性和敏感性较高，因此是妊娠中、晚期采用的产前诊断技术，同时也为宫内治疗开辟了途径。

(1)穿刺时间：经腹脐静脉穿刺在妊娠18周至分娩前均可进行，最适宜穿刺妊娠21～30

周。抽取的血量通常不超过5ml，鉴定确系胎儿血液，采血后立即送检。

(2)适应证：①某些胎儿血液病的诊断、评估和治疗；②快速胎儿核型分析，尤其是孕周大于22～24周者，并用于明确羊水或绒毛培养发现的染色体嵌合体；③某些遗传病和代谢缺陷的宫内诊断，对孕周较大者可选择胎儿血取样；④测定抗体滴度，对胎儿血进行培养或特异性DNA序列分子扩增诊断宫内感染，也可直接检测病原体；⑤对胎儿进行药物治疗或宫内治疗。

(3)禁忌证：①孕期曾有流产征兆；②孕妇体温超过37.5℃以上时。

(4)并发症：①死胎和流产；②胎血进入母循环；③感染。

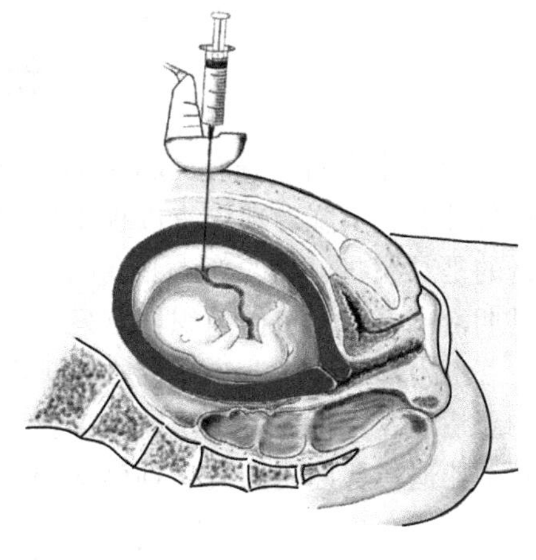

图8-3 经腹脐静脉穿刺术

考点：经腹脐静脉穿刺术的穿刺时间与诊断应用

知识链接 **无创DNA产前检测技术**

无创DNA产前检测技术仅需采取孕妇静脉血，利用新一代DNA测序技术对母体外周血浆中的游离DNA片段(包含胎儿游离DNA)进行测序，并将测序结果进行生物信息分析，可以从中得到胎儿的遗传信息，从而检测胎儿是否患唐氏综合征(T21)、Edward综合征(T18)、Patau综合征(T13)三大染色体疾病。无创DNA产前检测的无创伤性可以避免因为侵入性诊断带来流产、感染风险，而DNA测序技术的成熟性能保证技术的准确率。孕妇在12周以上即可检测，10个工作日出检测结果。

2012年11月20日，美国妇产科学会(ACOG)与美国母胎医学会(SMFM)共同发表委员会指导意见，按照以下适应证，可推荐无创DNA产前检测作为非整倍体高危人群的初筛检测：母亲年龄超过35岁；超声结果显示非整倍体高危；生育过三体患儿；妊娠早期、中期或三联筛查、四联筛查呈现非整倍体阳性结果；父母为平衡罗伯逊易位，并且胎儿为Patau综合征或唐氏综合征高危。

每对夫妻都有生育染色体病患儿的风险，现在没有治疗染色体病的有效手段。降低生育染色体病患儿风险的最好方法是尽早通过产前遗传咨询及产前检测、诊断、发现并解决问题。因此无创DNA产前检测技术的临床应用会为我国出生缺陷儿的产前检测做出极大贡献。

第4节 新生儿疾病筛查

案例8-4

某患儿，2.5岁，出生在贵阳市某村。出生后5天，医生对该患儿进行新生儿疾病筛查，发现他的血液中苯丙氨酸浓度为阳性。经广州市儿童医院复查，确诊为苯丙酮尿症。

问题：1. 如果在症状出现前治疗，该患儿的智力发育是否可达正常？

2. 后续应如何治疗该患儿？

在一级和二级预防不能实施或没有达到完全干预效果的情况下，可在出生后进行治疗性干预，即对某些出生缺陷进行相应的食物、药物、手术、基因治疗和矫正，改善预后，防止疾病的发展，减少智力低下的发生。目前主要以新生儿筛查为主要措施。

一、新生儿疾病筛查的概念

新生儿疾病筛查(neonatal screening)是指在新生儿期对严重危害新生儿健康的先天性、遗传性疾病实施专项检查以提供早期诊断和治疗的母婴保健技术。该技术属于三级预防。其目的是对那些患病的新生儿在临床症状尚未表现之前或表现轻微时通过筛查,得以早期诊断、早期治疗，防止机体组织器官发生不可逆的损伤。避免患儿发生智力低下、严重的疾病或死亡。卫生部《新生儿疾病筛查管理办法》(2009)中规定，全国新生儿疾病筛查病种包括苯丙酮尿症、先天性甲状腺功能减退症等新生儿遗传代谢病和听力障碍。目前，许多城市开展的新生儿遗传代谢病筛查病种已达29种之多，远超过2009年卫生部规定的病种。

二、新生儿遗传代谢病的筛查

新生儿遗传代谢病筛查目前主要是通过新生儿出生的医疗机构在规定的时间内进行血片采集后，在规定的时间传递至新生儿遗传代谢病筛查中心，筛查中心在规定的时间内进行苯丙酮尿症和先天性甲状腺功能减退症筛查。

(一)血片采集与送检

血片采集是新生儿遗传代谢病筛查技术流程中最重要的环节。血片质量直接影响实验室检测结果。血片采集采用血滤纸片法，从新生儿足跟内侧或外侧采血，深度小于3mm，用干棉球拭去第1滴血，从第2滴血开始取样。取样时将滤纸片接触血滴，切勿触及足跟皮肤，使血液自然渗透至滤纸背面，避免重复滴血，至少采集3个血斑。将血片悬空平置，自然晾干呈深褐色。及时将检查合格的滤纸干血片置于密封袋内，密闭保存在2～8℃冰箱中。

正常采血时间为新生儿出生后72小时后,7天之内,并充分哺乳;对于各种原因(早产儿、低体重儿、正在治疗疾病的新生儿、提前出院者等)未采血者，采血时间一般不超过20天。滤纸干血片应当在采集后及时递送至新生儿疾病筛查中心进行检测，最迟不宜超过5个工作日。

考点: 正常采血时间

(二)常见筛查项目

2009年卫生部规定全国新生儿遗传代谢病筛查项目为苯丙酮尿症(PKU)和先天性甲状腺功能减退症(CH)。这两种疾病通过新生儿疾病筛查，一旦确诊治疗非常有效，前者以饮食治疗为主，后者以药物治疗为主，通过治疗患儿体格和智力发育都可以达到正常水平。

考点: 筛查的项目

1. 苯丙酮尿症　是一种常见的氨基酸代谢障碍性疾病，患儿在新生儿期和婴儿早期多无任何异常，3～4个月后开始逐渐表现出智力、运动发育落后，头发由黑变黄，皮肤白，全身和尿液有特殊鼠臭味等症状。如果在新生儿疾病筛查时发现并在症状出现前对其治疗，智力发育可达正常；如果3～6个月时开始治疗，部分患儿可有轻度的智力损伤；1岁以后开始治疗者可导致不可逆的重度智力低下。因此，早期发现是挽救患儿的关键，普及新生儿疾病筛查是最根本的防治措施。

(1)筛查方法:苯丙酮尿症以苯丙氨酸作为筛查指标,筛查方法为荧光分析法、定量酶法、细菌抑制法和串联质谱法。其中串联质谱法是目前国际上主流的筛查技术，其优势在于只需要一滴血就可以快速检测多种遗传代谢病。苯丙氨酸浓度的阳性切值根据实验室及试剂盒而定，一般大于120μmol/L(2mg/dl)为筛查阳性。筛查阳性者应及时召回进行复查，对于两次实验结果均大于阳性切值的，须追踪确诊。

(2)确诊:对可疑阳性或阳性患儿应当立即进行召回,提供进一步的确诊或鉴别诊断服务。新生儿血苯丙氨酸浓度持续 120μmol/L 为高苯丙氨酸血症(HPA)。高苯丙氨酸血症排除四氢生物蝶呤(BH4)缺乏症后,苯丙氨酸浓度>360μmol/L 为苯丙酮尿症,血苯丙氨酸浓度≤360μmol/L 为轻度 HPA。

考点: 苯丙酮尿症的筛查、确诊指标

(3)治疗:一旦确诊,立即治疗,以避免或减轻脑损伤。①饮食疗法:给患儿喂养特制的低苯丙氨酸奶粉,待血浓度降至正常后,逐渐少量添加辅食。治疗过程中应定期检测血中苯丙氨酸的浓度,监测生长发育、智力发育情况,至少持续到青春期发育成熟。提倡终生治疗,并且开始治疗的年龄愈小,效果愈好。②药物治疗:适用于 BH_4 缺乏型苯丙酮尿症,可补充 BH_4。

2. 先天性甲状腺功能减退症 是由于先天性甲状腺发育障碍导致甲状腺功能减退,体内甲状腺激素合成障碍、分泌减少,导致患儿生长发育迟缓、智力低下的一种疾病,是儿科最常见的内分泌疾病之一。患儿在出生时往往缺乏疾病的特异表现,一般要到 6 月龄才逐步出现固有的临床症状,并日趋严重。然而,一旦出现了疾病的临床症状,即使治疗,其智力低下也难以恢复。若能早期发现早期治疗,可使患儿身体和智力恢复正常。因此,新生儿疾病筛查是此病早期诊断和早期治疗的最佳措施。

(1)筛查方法:先天性甲状腺功能减低症以促甲状腺素(TSH)作为筛查指标。筛查方法为时间分辨免疫荧光分析法(Tr-FIA)、酶免疫荧光分析法(FEIA)和酶联免疫吸附法(ELISA)。TSH 浓度的阳性切值根据实验室及试剂盒而定,一般大于 20μIU/ml 为筛查阳性。

(2)确诊:对可疑阳性或阳性患儿立即召回,以便进一步确诊。以血清 TSH 和游离 FT_4 浓度作为诊断标准,血清 TSH 增高,游离 FT_4 低者,诊断为先天性甲状腺功能减低症。血清 TSH 增高,游离 FT_4 正常者,诊断为高 TSH 血症。

考点: 先天性甲状腺功能减低症的筛查、确诊指标

(3)治疗:患儿给予左甲状腺素($L\text{-}T_4$)治疗。患儿如能在出生 3 个月内得到确诊和治疗,80%以上的患儿可智力发育正常或接近正常。年龄较大的患儿治疗效果较差。

三、新生儿听力障碍筛查

新生儿听力障碍筛查是指通过一种客观、简单和快速的方法,将可能有听力损失的新生儿筛查出来,并进一步确诊和追踪观察。其目的是早期发现新生儿听力障碍,使其在语言发育的关键年龄段之前就能得到适当的干预,从而减少听力障碍对语言发育和其他神经精神发育的影响,促进儿童健康发展。

(一)筛查方法

采用筛查型耳声发射仪和(或)自动听性脑干反应仪对新生儿进行听力筛查。对正常出生新生儿实行两阶段筛查,即出生后 48 小时至出院前完成初筛,未通过者及漏筛者应在 42 天内进行双耳复筛。复筛仍未通过者应当在出生后 3 个月内转诊至省级卫生行政部门指定的听力障碍诊治机构接受进一步诊断。新生儿重症监护病房(NICU)婴儿出院前进行自动听性脑干反应(AABR)筛查,未通过者直接转诊至听力障碍诊治机构。

考点: 新生儿听力障碍筛查方法与确诊

(二)确诊

复筛未通过的新生儿应当在出生 3 个月内进行诊断。筛查未通过的 NICU 患儿应当直接转诊到听力障碍诊治机构进行确诊和随访。

(三)干预

对确诊为永久性听力障碍的患儿应当在出生后 6 个月内进行相应的临床医学和听力学干预。对使用人工听觉装置的儿童,应当进行专业的听觉及言语康复训练,定期复查并调试。

知识链接 耳聋基因

耳聋基因在正常人群中也携带，携带耳聋基因并不代表会耳聋，夫妇听力正常也可能会生下聋儿，有耳聋病史的夫妇也可能生下听力正常的孩子。听力正常的育龄夫妇携带至少一种突变基因的概率为6.3%。因此，应在有生育要求但无耳聋家族遗传史的听力正常育龄夫妇中进行常见耳聋基因筛查。

耳聋基因检测就是通过对人的 DNA 进行检测，发现是否存在耳聋基因突变位点。目前已发现近300 个耳聋疾病相关基因。在我国，常见的耳聋相关基因及突变热点包括 GJB2（235delC、176dell6bp、512insAACG 和 299_300delAT），SLC26A4（2168A>G、1229C>T、1174A>T、IVS7-2A>G，线粒体 MT-RNR1（1555A>G、1494C>T）和中国科学家克隆的第一个本土耳聋基因 GJB3（538C>T 及 547G>A）。建议有生育要求的夫妇进行常见致聋基因突变的筛查，若发现双方均带有相同的突变耳聋基因，通过对其生育进行全程的指导和干预，可以预防性减少近 1/3～2/5 的先天性耳聋患者出生。

小　结

出生缺陷是指婴儿出生前发生的形态结构、功能或代谢异常，包括先天畸形、功能、代谢、行为异常。出生缺陷干预是指通过宣传教育、咨询指导、政策支持、技术手段等多种方式，防止和减少出生缺陷的发生或减轻出生缺陷的危害，是提高出生人口素质的一个重要举措。世界卫生组织提出出生缺陷的三级预防概念：一级预防是指防止出生缺陷儿的发生，二级预防是指减少出生缺陷儿的出生，三级预防是指出生缺陷患儿出生后的治疗。

优生咨询是预防遗传病患儿或其他先天性缺陷儿出生的一项最有效的优生措施，包括婚前优生咨询、孕前优生咨询、孕期优生咨询三个方面。产前筛查是指通过经济、简便和无创伤的检测方法，对孕妇进行广泛的检测，以确定孕妇怀有某些先天缺陷儿的危险系数。对高危人群则需要进一步做产前诊断，以便明确胎儿是否患病，进而在妊娠早、中期采取相应措施，最大限度地减少先天缺陷儿的出生。产前诊断是指在胎儿出生前采用相关的技术手段对胚胎或胎儿的发育状态、是否患有遗传性疾病或先天性畸形等缺陷所做出的准确诊断。产前诊断是优生的一项重要措施。新生儿疾病筛查是指在新生儿期对严重危害新生儿健康的先天性、遗传性疾病实施专项检查，提供早期诊断和治疗的母婴保健技术。该技术是在一级和二级预防不能实施或没有达到完全干预效果的情况下实施的出生后治疗性干预，属于三级预防。

自 测 题

一、名词解释

1. 出生缺陷　2. 优生咨询　3. 产前筛查　4. 产前诊断　5. 新生儿筛查

二、填空题

1. 根据出生缺陷的形成方式将其分__________、__________、__________或__________4 类。

2. 优生咨询主要包括__________、__________和__________3 个方面。

3. 婚前医学检查是指对准备结婚的男女双方可能患有__________的疾病所进行的医学检查。

4. 综合孕前优生健康检查结果，将受检夫妇分为__________和__________。给予前者的是一般性干预措施，给予后者的是__________咨询指导。

5. 产前筛查的目标疾病有__________、__________和__________。

6. 产前血清学筛查的标志物有__________、__________、__________和__________。

7. 产前诊断需获取胚胎或胎儿的__________、__________和__________等检测标本。

8. 新生儿疾病筛查的病种包括__________、__________和__________。

9. 新生儿听力障碍筛查实行__________和__________两阶段筛查法。

三、单选题

1. 孕妇，37岁，妊娠9周，担心生出缺陷儿，特寻求遗传咨询。医生应建议(　　)

A. 保持良好的心理状态

B. 定期进行产前医学检查

C. 如有流产先兆，必须采取保胎措施

D. 孕妇身体非常好，不会生出缺陷儿

E. 加强营养，胎儿就健康了

2. 对于一些危害严重、可致残的遗传病，目前尚无有效治疗方法，也不能产前诊断，再发风险又高，需采取的措施是(　　)

A. 遗传咨询

B. 出生后诊断

C. 人工授精

D. 不再生育

E. 药物控制

3. 遗传咨询中遇到夫妻正常，妻子已怀孕，但已生育一个先天畸形儿，最恰当的对策是(　　)

A. 劝阻结婚

B. 不再生育

C. 人工流产

D. 产前诊断

E. 出生后治疗

4. 李女士生了一个患有先天性心脏病的儿子，经检查，诊断为室间隔缺损。这种出生缺陷属于(　　)

A. 整胚发育畸形

B. 胚胎局部发育畸形

C. 器官畸形

D. 发育过度畸形

E. 吸收不全畸形

5. 下列不属于一级预防的优生措施的是(　　)

A. 合理营养

B. 婚前医学检查

C. 孕前优生健康检查

D. 产前诊断

E. 增补叶酸

6. 目前不能用产前筛查检测出的疾病是(　　)

A. 无脑儿

B. 脊柱裂

C. 先天性甲状腺功能减退症

D. 18三体综合征

E. 唐氏综合征

7. 王女士与男友恋爱1年，计划结婚，因男友的弟弟是先天性聋哑患儿，前来咨询。这种咨询属于(　　)

A. 婚前优生咨询

B. 孕前优生咨询

C. 产前优生咨询

D. 一般遗传咨询

E. 回顾性遗传咨询

8. 下列不属于产前筛查标志物的是(　　)

A. AFP

B. Free β-HCG

C. PAPP-A

D. uE_3

E. Phe

9. 当羊水中甲胎蛋白(AFP)浓度过高时，可能意味着胎儿是(　　)

A. 无脑儿

B. 开放性脊柱裂

C. 脊髓脊膜膨出

D. 死胎

E. 以上都有可能

10. 胎儿出生前对其是否患有遗传性疾病或先天畸形做出准确的诊断，称为（　　）

A. 产前诊断

B. 症状前诊断

C. 现症患者诊断

D. 基因诊断

E. 生化诊断

11. 产前诊断应用最广泛、对孕妇和胎儿安全无创的检测技术为（　　）

A. 绒毛吸取术

B. 羊膜腔穿刺术

C. 胎儿镜检查

D. 超声检查

E. X线检查

12. 下列不属于产前诊断的指征是（　　）

A. 夫妇一方为染色体平衡易位携带者孕妇

B. 35岁以上高龄孕妇

C. 因社会习俗要求预测胎儿性别者

D. 羊水过多或过少的孕妇

E. 有原因不明的流产史或死胎史的孕妇

13. 妊娠 10 周用基因分析技术为胎儿做产前诊断，最好采取哪种标本（　　）

A. 羊水

B. 脐带血

C. 绒毛

D. 孕妇外周血

E. 口腔黏膜细胞

14. 刘女士妊娠16周，为防止生出神经管畸形儿，需做产前诊断进行甲胎蛋白浓度监测，取材为（　　）

A. 羊水脱落细胞

B. 羊水

C. 绒毛

D. 孕妇血

E. 脐带血

15. 万女士，38岁，已妊娠19周，因是高龄孕妇，想为胎儿做染色体核型分析，应采取的产前诊断方法为（　　）

A. 超声检查

B. 绒毛吸取术

C. 羊膜腔穿刺术

D. 胎儿镜检查

E. X线检查

16. 新生儿遗传代谢病筛查血标本的采集时间为（　　）

A. 一出生立即采血

B. 出生24小时

C. 充分哺乳后

D. 出生72小时

E. 出生72小时之后，且充分哺乳

17. 新生儿苯丙酮尿症筛查指标是（　　）

A. 苯丙氨酸

B. 苯丙氨酸羟化酶

C. 苯丙酮酸

D. 苯乙酸

E. 苯乳酸

18. 下面关于新生儿听力障碍筛查，叙述正确的是（　　）

A. 新生儿出生即可立即进行初筛

B. 新生儿出院前完成复筛确定结果

C. 实行两阶段筛查法即可确立诊断

D. 两阶段筛查未通过者，进一步接受检查方可确立诊断

E. 新生儿听力障碍可药物治疗

四、简答题

1. 简述出生缺陷的三级预防措施。

2. 孕前优生健康检查的内容有哪些？

3. 如何判定和处理产前筛查的高风险孕妇？

4. 简述新生儿疾病筛查的意义。

（于全勇　王　芳）

实 训 指 导

实训1 细胞有丝分裂

【实训目的】

1. 了解细胞有丝分裂的过程。

2. 熟悉有丝分裂各期的特点。

【实训前准备】

教师准备：做好教学设计。

学生准备：复习有丝分裂各期特点。

用物准备：显微镜、洋葱根尖纵切片标本、马蛔虫子宫横切片标本。

【过程与方法】

（一）植物细胞有丝分裂的观察

将洋葱根尖细胞有丝分裂标本片置于低倍镜下观察，慢慢移动标本片，找到分生区细胞，其特点是：细胞呈正方形，排列紧密，有的细胞正在分裂。再换高倍镜，仔细观察分裂期的前、中、后、末四个时期染色体变化的特点。间期的细胞数目最多，最容易找到，因为间期历时最长，占整个细胞周期的 90%～95%，时间与细胞数目成正比。在一个视野中，往往不容易找全有丝分裂各个时期的细胞，可以慢慢地移动标本片，从邻近的分生区细胞中寻找。

（二）动物细胞有丝分裂的观察

1. 观察马蛔虫子横腔切片　将马蛔虫子腔切片置于低倍镜下观察，可见到马蛔虫子宫腔内有许多近圆形的、处于有丝分裂不同时期的受精卵细胞，再换高倍镜观察。注意受精膜和围卵腔，马蛔虫受精卵最外层有较厚的受精膜，膜内有围卵腔，受精卵悬浮于围卵腔中，观察时注意不要将受精膜误认为是细胞膜。

2. 比较洋葱根尖细胞和马蛔虫受精卵细胞有丝分裂的不同点　两者不同点主要如下。

⑴ 在分裂前期，洋葱根尖细胞中无中心粒。而马蛔虫受精卵细胞中有两对中心粒向细胞两极移动，并向周围发出纺锤丝，在两对中心粒之间形成纺锤体。

⑵ 在分裂末期，洋葱根尖细胞在赤道面的位置形成成膜体，由成膜体再形成细胞壁，将原来的细胞分为 2 个子细胞。而马蛔虫受精卵细胞的细胞膜从细胞中部向内凹陷，最后缢裂，将原来的细胞分为 2 个子细胞。

【实训报告】

绘出洋葱根尖细胞有丝分裂各个时期的形态简图，并注明图中主要部分的名称。

（王建春　孙宁宁）

实训2 人类非显带染色体核型分析

【实训目的】

1. 熟悉人类染色体的数目及形态特征。

2. 掌握正常人体细胞非显带染色体核型分析方法。

【实训前准备】

教师准备：做好教学设计。

学生准备：复习人类染色体分组及各组染色体主要特征。

用物准备：正常人体细胞非显带染色体放大照片、剪刀、镊子、尺子、胶水、牙签、铅笔、橡皮、核型分析报告单、显微镜、正常人染色体标本片。

【过程与方法】

（一）非显带染色体识别特征

根据人类染色体分组与形态特征（表 3-1），掌握各组染色体识别特征。重点观察染色体的大小、着丝粒位置、有无次缢痕、有无随体。

（二）正常人染色体标本片的观察（选做）

将正常人染色体标本片置于低倍镜下观察，可见许多大小不等、染成紫色或紫红色的间期细胞核和分散在其中的中期分裂象，选择染色体形态良好、分散适中的分裂象，移至视野中，再转换油镜仔细观察染色体的形态特征。

（三）非显带染色体核型分析

1. 计数 每人一张正常人体细胞非显带染色体放大照片，首先计数染色体总数，确定有无数目异常。

2. 分组编号 根据人类染色体分组与形态特征（表 3-1），在染色体照片（附录 A）上用铅笔将染色体标记分组。分组时，先找 A 组、B 组和 G 组，然后再找 F 组、D 组和 E 组，最后辨认 C 组。

3. 剪排 将照片中的染色体逐个按长方型框剪下，使短臂朝上，长臂朝下，依次排列在报告单上。X 染色体和 Y 染色体放在 G 组旁。

4. 校对调整 染色体排列后，要反复核对，如有差错，可进行调整，直到满意为止。

5. 粘贴 用牙签沾少许胶水，将各对染色体按照组别和序号贴在报告单（附录 B）上。

6. 分析结果 记录核型。

【实训报告】

每人交一份剪贴完好的正常人染色体核型分析报告。

（王建春 孙宁宁）

实训3 人类遗传病（视频）

【实训目的】

1. 通过观看，使学生进一步直观地掌握人类遗传病的概念、特征和分类。

2. 熟悉常见遗传病的临床特征，为遗传病的临床诊断和咨询奠定基础。

3. 培养学生对预防遗传病发生的责任感，树立优生意识。

【实训前准备】

教师准备：做好教学设计。

学生准备：复习遗传病的分类及主要特点。

用物准备：电脑，人类遗传病视频。

【过程与方法】

1. 教师简要介绍本教学片的内容，强调观看过程中的注意事项。

2. 学生集体观看人类遗传病教学片，在此过程中教师组织学生讨论并进行总结。

【实训报告】

根据观看内容，选取至少5种遗传病例进行分析，写出遗传病分析报告(实训表1)。

实训表1 遗传病分析报告

疾病名称	
主要临床表现	
绘制系谱	
遗传方式	
遗传特点	
预防原则	

(安立冰)

实训4 系谱分析

【实训目的】

1. 学会系谱绘制、系谱分析的方法，能正确分析单基因遗传病的遗传方式。

2. 掌握单基因遗传病的系谱特点和常见病例。

3. 学会估计单基因遗传病的再发风险。
4. 培养学生的综合分析能力。

【实训前准备】

教师准备：写出教案，制作课件，做好教学设计。

学生准备：复习各种单基因遗传病的系谱特点。

用物准备：单基因病系谱图、铅笔、尺子、实验报告纸等。

【过程与方法】

（一）系谱分析

认真观察分析下列系谱（实训图 4-1 至实训图 4-5），回答以下问题。

1. 通过系谱分析说出下列遗传病属于哪种遗传方式？判断的依据是什么？
2. 分析先证者及其父母的基因型。

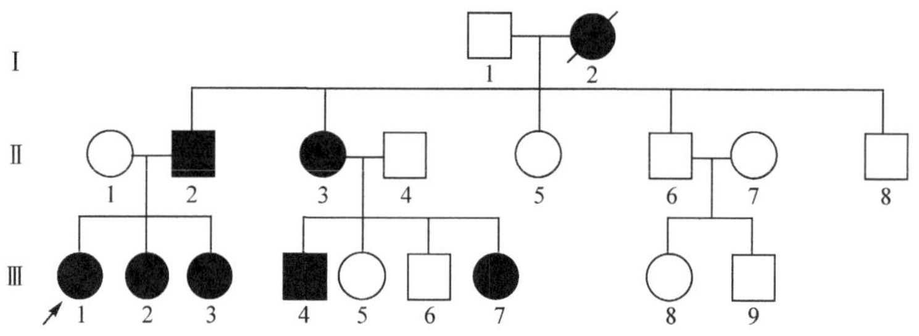

实训图 4-1 抗维生素 D 性佝偻病患者的系谱

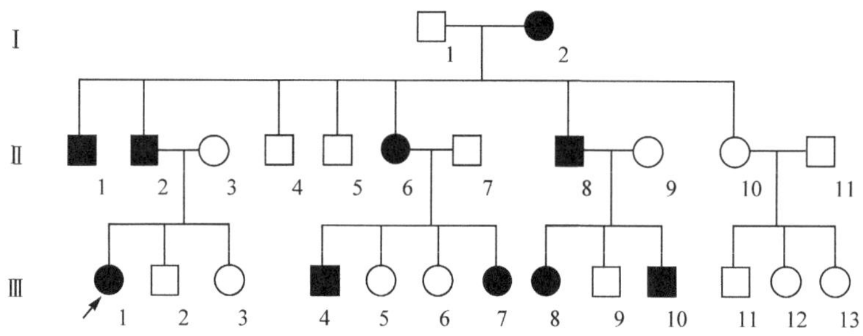

实训图 4-2 短指症患者的系谱

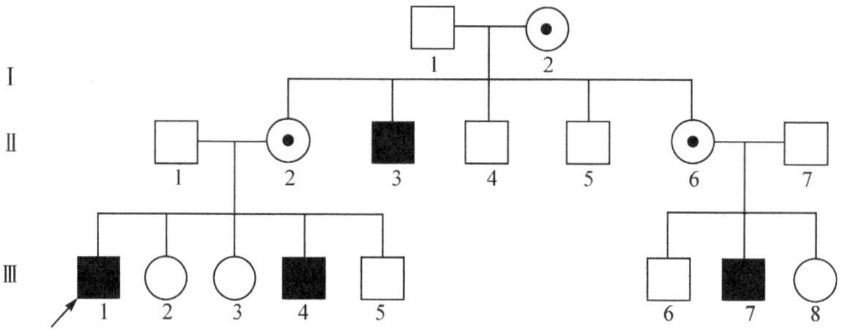

实训图 4-3 假肥大型肌营养不良患者的系谱

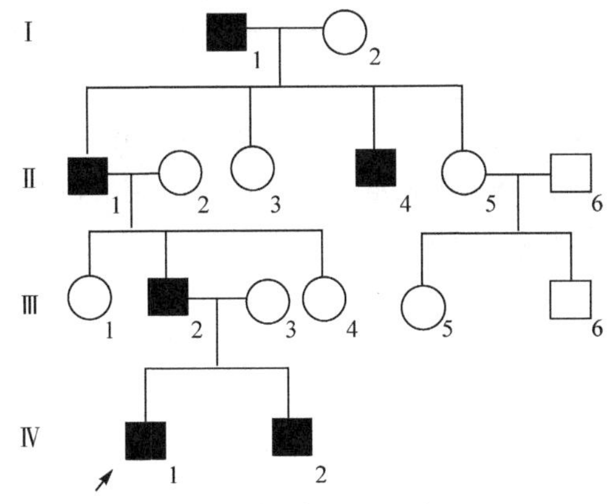

实训图 4-4 外耳道多毛症患者的系谱

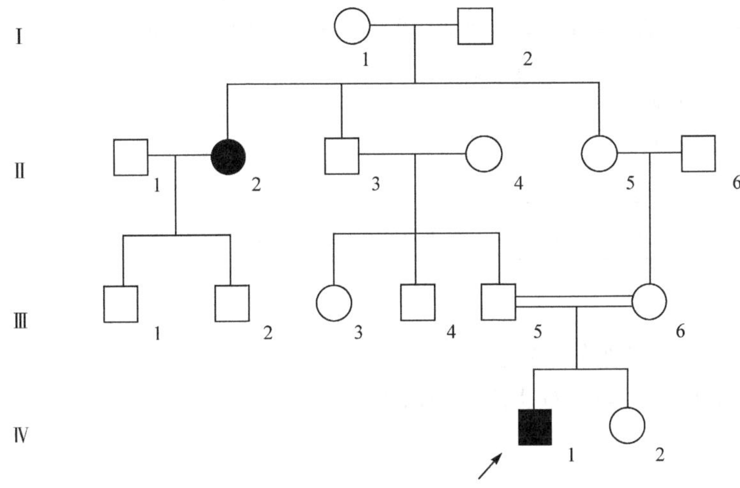

实训图 4-5 白化病 I 型患者的系谱

(二)根据下列病例绘制系谱，并通过系谱分析回答问题

案例实训 4-1

一位表型正常女性前来咨询：她有两个哥哥表型正常,但她的两个舅舅患有假肥大型肌营养不良症(X 连锁隐性遗传病)。

(1)绘出该家系的系谱图。

(2)她有可能是携带者吗？

(3)如果她与正常男性结婚，婚后生男孩的发病风险有多大？生女孩的发病风险有多大？

(4)如果她婚后生了一个患儿，如再生育，生一个正常孩子的可能性有多大？

案例实训 4-2

一白化病女性患者，调查证实：她的大哥也是本病患者；她的二姐、四弟及父母正常；她的姑妈、姑父和他们的二子一女都正常；她的叔叔、婶婶及其一子一女都正常。

(1)绘出该家系的系谱图。

(2)判断该病的遗传方式，为什么？

(3)写出先证者及双亲的基因型。

案例实训 4-3

有一对正常的夫妇前来咨询：他们生育3个孩子，老大是色盲儿子，老二是正常的女儿，最小的也是正常的女儿。3个孩子都与色觉正常的人结了婚，老大生一色盲的女儿，老二生一色盲儿子和一个正常的女儿，老三生两个正常的儿子和一个正常的女儿。

(1)绘出该家系的系谱图。

(2)判断该病的遗传方式，为什么？

(3)写出先证者及双亲的基因型。

案例实训 4-4

先证者为一女性多指症患者，她的祖父、父亲、一个姑姑和女儿也是多指症患者，其母亲、伯父、一个姑姑和一个弟弟一个妹妹都正常。

(1)绘出该家系的系谱图。

(2)判断该病的遗传方式，为什么？

(3)写出先证者及双亲的基因型。

(4)如果先证者与一正常男性婚配，其子女的再发风险是多少？

【实训报告】

1. 根据题意，写出各题的答案。
2. 结合实际病例，谈谈你对遗传病的认识。

（安立冰）

实训5 优生咨询

【实训目的】

1.熟悉优生咨询的一般程序与方法。

2.能运用遗传与优生知识分析典型病例并进行婚育指导。

3.培养良好的沟通能力、服务态度和职业道德。

【实训前准备】

教师准备：做好教学设计。

学生准备：复习优生咨询一般程序及注意事项。

用物准备：优生咨询案例。

【过程与方法】

(一)教师示范优生咨询

案例实训 5-1

李某，男，38岁。自诉结婚两次，第一任妻子怀孕8次，均于妊娠2个月内流产。因妻子不能生育，故离婚。第二任妻子受孕2次亦于3个月内流产。要求明确妻子流产原因及是否能再妊娠。

1. 问候与询问　咨询医生主动向患者打招呼，询问患者如何称谓，安排咨询者就座，使咨询者感到放松，询问咨询者有何困惑，需要解决哪些问题。

咨询者叙述病情，提出问题，诉说妻子 1 年内发生 2 次流产，想知道发生的原因是什么？能否正常妊娠生育一个健康孩子？

2. 采集信息　咨询医生询问咨询者的家族史、生育史、婚姻史、环境因素和特殊化学物质接触史等，咨询者作答，填写优生咨询登记表，采集基础信息。

经询问病史得知男方结过两次婚，第一任妻子妊娠 8 次，均于妊娠 2 个月后流产，因妻子不能生育，男方提出离婚。离异后，前妻再婚后不到两年生育一男孩。男方与第二任妻子结婚后，女方受孕 2 次，均在 3 个月内流产。至今 38 岁无孩子，非常苦恼。

3. 进行体格检查　男方表型正常，身高 171cm，体重 70kg，泌尿系统及外生殖器正常。女方表型正常，无妇科疾病。

4. 进行精液检查　精子活动力强，活精占 70%，死精占 30%，精子总数为 496 000 000。

5. 初步诊断　咨询医生做出分析解答，本例为习惯性流产，流产原因考虑在男方，理由是男方的第一任妻子与其离异后再婚生育正常，而男方两次婚姻，女方均存在流产问题。在 3 个月内自然流产者 50%的病因是由于染色体异常，特别是男方原因引起的更是如此，可能为染色体平衡易位携带者。故应给男女双方做染色体检查。

6. 染色体检查　取夫妇双方外周血培养，做 G 显带染色体核型分析，结果显示，女方核型正常，男方核型为：45，XX，t(13；13)(13qter→cen→13qter)。表明男方缺少两条 13 号染色体，多了一条由两条 13 号染色体通过着丝粒融合而形成的中央着丝粒染色体。

7. 确诊　流产原因是男方为 13 号染色体平衡易位携带者。

8. 风险评估　按分离规律，男方可形成(n+1)、(n−1)两种类型的精子，与女方卵子随机结合受精，可形成(2n+1)、(2n−1)两种不同的受精卵，即 13 三体和 13 单体受精卵。单体型多流产死亡，三体型个别可以成活，但患儿多有严重畸形，预后不佳。

9. 提出医学建议和指导　由于这类易位不能形成正常的生殖细胞，故不可能有正常的后代。这时，提出不宜生育的医学意见，应劝男方做绝育术，如双方同意可进行人工授精或领养。

(二)学生模拟优生咨询

学生每 3 人一组，1 人扮演咨询医生，2 人扮演咨询者进行模拟优生咨询。

案例实训 5-2

一对男女青年准备结婚，女方发现男方的一个姐姐为白化病患者，这对青年非表兄妹，因担心婚后生一个白化病患儿前来咨询，要求给予婚前指导。

案例实训 5-3

一对中年夫妇来访，女方 45 周岁，诉说曾生育一个唐氏综合征患儿，现再次妊娠 2 个月，因害怕再生一个这样的孩子，故前来咨询。

【注意事项】

在优生咨询时，咨询医生除了要具备基本的医学遗传学和临床知识外，还应注意以下几点。

1. 对咨询者要亲切热情，严肃负责，并注意为患者保密。语言要通俗易懂，保持与咨询者的互动，多使用表扬和鼓励的语言。

2. 咨询医生必需全神贯注、聚精会神、不要随意打断咨询者的谈话并及时反馈咨询医生对咨询者的谈话的理解。

3. 尊重咨询者的隐私权，咨询时无关人员不得在场，对咨询者提供的病史和家族史给予保密；遵循知情同意的原则，尽可能让咨询者充分了解疾病及可能的发生风险，详细介绍各种产前诊断技术；是否采用某项诊断技术由受检者本人或其家属决定。

【汇报咨询过程与建议】

以小组为单位汇报咨询过程及给出的医学建议和指导。

（于全勇　王　芳）

参 考 文 献

贲亚琍, 2015. 医学细胞生物学和遗传学. 北京：科学出版社

邓鼎森，于全勇, 2015. 遗传与优生. 第 3 版. 北京：人民卫生出版社

傅松滨, 2013. 医学生物学. 第 8 版. 北京：人民卫生出版社

康晓慧, 2010. 医学生物学. 第 2 版. 北京：人民卫生出版社

龙莉，杨明, 2018. 医学遗传学. 北京：科学出版社

潘凯元，张晓玲, 2016. 遗传与优生. 第 2 版. 北京：科学出版社

彭凤兰，刘凌霄, 2018. 医学遗传与优生学. 北京：科学出版社

税青林, 2017. 医学遗传学. 第 2 版. 北京：科学出版社

宋小青, 2014. 优生优育与母婴保健. 北京：人民卫生出版社

王培林，傅松滨, 2016. 医学遗传学. 第 4 版. 北京：科学出版社

于全勇, 2013. 遗传与优生. 北京：中国医药科技出版社

张丽华, 2008. 医学遗传学基础. 北京：科学出版社

赵斌, 2005. 医学遗传学基础. 第 3 版. 北京：科学出版社

周德华, 2012. 遗传与优生学基础. 第 2 版. 北京：人民卫生出版社

教学基本要求

一、课程性质和课程任务

遗传与优生是中等职业学校护理、助产专业的一门专业基础课。其主要任务是：通过遗传与优生的学习，使学生掌握护理、助产工作所必需的医学遗传学基本知识和优生的基本方法，能运用遗传的基本规律分析人类遗传性疾病的传递规律，初步掌握遗传与优生的基本理论，初步具备运用相关知识进行遗传与优生的咨询和指导能力。

二、课程教学目标

（一）职业素养目标

1. 具有良好的职业素养和行为习惯，具有良好的职业道德修养。
2. 初步具备创新精神和团队协作精神，养成实事求是的科学态度，逐步形成科学的世界观。

（二）知识目标

1. 掌握遗传的基本规律。
2. 掌握人类遗传病的概念及单基因遗传病的遗传方式。
3. 掌握理化因素、生物因素和药物因素对优生的影响。
4. 掌握优生的相关概念及优生咨询的过程。
5. 熟悉 DNA 的基本结构和功能。
6. 熟悉有丝分裂和减数分裂的特点。
7. 了解遗传病的分类及危害。
8. 了解遗传病的诊断与防治方法。
9. 了解产前诊断的方法。

（三）能力目标

1. 能够开展遗传病家系资料收集及系谱分析。
2. 学会进行优生咨询、产前筛查血片采集及协助医生进行产前诊断。
3. 能够利用所学知识开展优生优育宣教工作。

三、教学内容和要求

教学内容	教学要求			教学活动参考
	了解	熟悉	掌握	
一、认识遗传与优生				案例分析 理论讲授 多媒体 演示
(一)医学遗传学概述				
1. 医学遗传学的概念		√		
2. 医学遗传学的研究范围	√			
3. 医学遗传学的研究方法		√		
(二)优生学概述				
1. 优生学的概念			√	
2. 优生学的发展简史	√			
3. 现代优生学的研究范围	√			
(三)遗传与优生的关系	√			
二、遗传的分子基础				案例分析 讨论 理论讲授 多媒体 演示
(一)遗传物质的本质				
1. DNA 是主要的遗传物质	√			
2. DNA的化学组成与分子结构		√		
3. DNA 的复制		√		
(二)基因与 DNA 的关系				
1. 基因的概念			√	
2. 基因的结构	√			
3. 基因中的遗传信息		√		
4. 基因的表达		√		
(三)基因突变				
1. 基因突变的概念			√	
2. 基因突变的特性			√	
3. 诱发基因突变的因素	√			
4. 基因突变的类型	√			
5. 基因突变的后果		√		
三、遗传的细胞基础				案例分析 讲授 多媒体演示 讨论
(一)细胞的增殖				
1. 细胞增殖周期的概念			√	
2. 细胞增殖周期各分期的特点			√	
(二)人类染色体				
1. 人类染色体的形态结构		√		案例分析 讲授 多媒体 演示讨论
2. 人类染色体的类型			√	
3. 人类染色体的数目			√	
4. 人类染色体核型			√	
5. 性染色质	√			
(三)基因与染色体的关系				
1. 减数分裂和配子形成		√		
2. 受精作用	√			
3. 染色体是基因的载体	√			
实训 1　细胞有丝分裂 实训 2　人类非显带染色体核型分析		学会 能够		实训操作
四、遗传的基本规律				讲授 多媒体 演示 案例分析 讨论
(一)基因的分离规律				
1. 一对相对性状的豌豆杂交实验	√			
2. 孟德尔对分离现象的解释			√	
3. 对分离现象解释的验证		√		
4. 基因的分离规律的实质和细胞学基础		√		
5. 基因的分离规律的应用	√			
(二)基因的自由组合规律				
1.两对相对性状的豌豆杂交实验	√			
2. 孟德尔对自由组合现象的解释			√	
3. 对自由组合现象解释的验证		√		
4. 基因的自由组合规律的实质和细胞学基础		√		
5. 基因的自由组合规律的应用	√			
(三)基因的连锁与互换规律				
1. 完全连锁遗传		√		
2. 不完全连锁遗传		√		
3. 连锁与互换规律的实质和细胞学基础		√		
4. 连锁与互换规律的应用	√			
五、人类遗传性疾病				
(一)遗传病概述				
1. 遗传病的概念及其特征		√		

续表

教学内容	教学要求			教学活动参考
	了解	熟悉	掌握	
2.遗传病的分类			√	理论讲授 多媒体 演示 案例分析 讨论 技能实践
(二)单基因遗传病				
1. 常染色体显性遗传			√	
2. 常染色体隐性遗传			√	
3. X 连锁显性遗传			√	
4. X 连锁隐性遗传			√	
5. Y 连锁遗传	√			
(三)多基因遗传病				
1. 易患性与发病阈值	√			
2. 遗传度		√		
3. 多基因遗传病的特点		√		
4. 多基因遗传病再发风险的估计	√			
(四)染色体病				
1. 染色体异常			√	
2. 常见染色体病		√		
实训 3　人类遗传病 实训 4　系谱分析		学会 能够		分析讨论 技能训练
六、遗传病的诊断与防治				讲授 多媒体 演示 讨论
(一)遗传病的诊断				
1. 遗传病的临床诊断	√			
2.遗传病的特殊诊断	√			
(二)遗传病的防治				
1. 遗传病的预防		√		
2. 遗传病的治疗	√			
七、影响优生的非遗传因素				讲授 多媒体 演示 案例分析 讨论
(一)理化因素				
1. 物理因素			√	
2. 化学因素			√	
(二)生物因素				
1. 风疹病毒			√	
2. 巨细胞病毒			√	
3. 单纯疱疹病毒		√		
4. 弓形虫	√			
5. 人类免疫缺陷病毒		√		
(三)营养因素				
1. 孕期营养的重要性		√		
2. 孕期营养需求		√		
(四)药物因素				
1. 药物作用途径	√			
2. 致畸药物种类及致畸表现		√		
(五)不良嗜好				
1. 吸烟	√			
2. 酗酒	√			
3. 吸毒	√			
4. 摄入含咖啡因的饮品	√			
(六)心理因素				
1. 孕妇的心理特点	√			
2. 孕妇心理因素对胎儿的影响	√			
八、优生措施				讲授 多媒体 演示 案例分析 讨论 技能实践
(一)出生缺陷干预概述				
1. 出生缺陷的概念			√	
2. 出生缺陷的类型	√			
3. 出生缺陷发生的原因	√			
4. 出生缺陷干预的意义		√		
5. 出生缺陷干预的三级预防			√	
(二)优生咨询				
1. 优生咨询的概念			√	
2. 优生咨询的目的			√	
3. 优生咨询的对象			√	
4. 优生咨询的内容		√		
(三)产前筛查与产前诊断				
1. 产前筛查		√		
2. 产前诊断		√		
(四)新生儿疾病筛查				
1. 新生儿疾病筛查的概念	√			
2. 新生儿遗传代谢病的筛查		√		
3. 新生儿听力障碍筛查		√		
实训 5 优生咨询		学会		分析讨论 技能训练

四、学时分配建议（36学时）

教学内容	学时数		
	理论	实践	小计
一、认识遗传与优生	1	0	1
二、遗传的分子基础	4	0	4
三、遗传的细胞基础	5	2	7
四、遗传的基本规律	6	0	6
五、人类遗传性疾病	6	2	8
六、遗传病的诊断与防治	2	0	2
七、影响优生的非遗传因素	2	0	2
八、优生措施	4	2	6
合计	30	6	36

五、教学基本要求的说明

（一）教学安排

本教学基本要求主要供中等卫生职业教育护理、助产专业教学使用，第二学期开设，总学时为36学时，其中教学30学时，实践教学6学时。

（二）教学要求

1. 本课程对理论部分教学要求分为掌握、熟悉、了解3个层次。掌握：指对基本知识、基本理论有较深刻的认识，并能综合、灵活地运用所学的知识解决实际问题。熟悉：指能够领会概念、原理的基本含义，解释遗传与优生现象。了解：指对基本知识、基本理论有一定的认识，能够记忆所学的知识要点。

2. 本课程在实践技能方面分为能够和学会两个层次。能够：指具备某种能力或达到某种效果，如能进行核型分析、系谱分析。学会：指在教师的指导下能初步进行优生咨询。

（三）教学建议

1. 本课程依据护理、助产专业的工作任务、职业能力要求，强化理论实践一体化，突出“做中学、做中教”职业教育特色，根据护理、助产专业培养目标、教学内容和学生的学习特点，充分利用现代教育技术，采取案例教学、角色扮演、情景教学等方法，理论联系实际，精讲多练，重视直观教学。

2. 学生的成绩评定应采取多元评价方法，包括教师评价、小组评价、学生自评等。加强过程评价，结合出勤、课堂发言、作业、阶段测试、实训，综合评定学生成绩。建立过程评价与期末考试相结合的方法，强调过程评价的重要性。

3. 教学过程中应加强德育渗透，培养学生正确的世界观和职业道德。

自测题单选题参考答案

第 1 章

1. B 2. C 3. E 4. D

第 2 章

1. B 2. C 3. D 4. B 5. E 6. A 7. C 8. D 9. A 10. E 11. B 12. D 13. D 14.C

第 3 章

1. B 2. A 3. D 4. D 5. B 6. B 7. B 8. B 9. A 10. B 11. B 12. D 13. C 14. D 15. B 16. D 17. A

第 4 章

1. D 2. A 3. D 4. C 5. B 6. D 7. D 8. B 9. D 10. D 11. A 12. E 13. D 14. B 15. C 16. A 17. C 18. D 19. B 20. B

第 5 章

1. E 2. E 3. C 4. B 5. A 6. C 7. D 8. A 9. C 10. E 11. B 12. C 13. A 14. E 15. C 16. B 17. B 18.B

第 6 章

1. B 2. E 3. D 4. A 5. C 6. D

第 7 章

1. A 2. D 3. A 4. B 5. E 6. D 7. B 8. A 9. D

第 8 章

1. B 2. D 3. D 4. C 5. D 6. C 7. A 8. E 9. E 10. A 11. D 12. C 13. C 14. B 15. C 16. E 17. A 18. D

附　　录

附录 A　正常人体细胞分裂中期非显带染色体放大照片

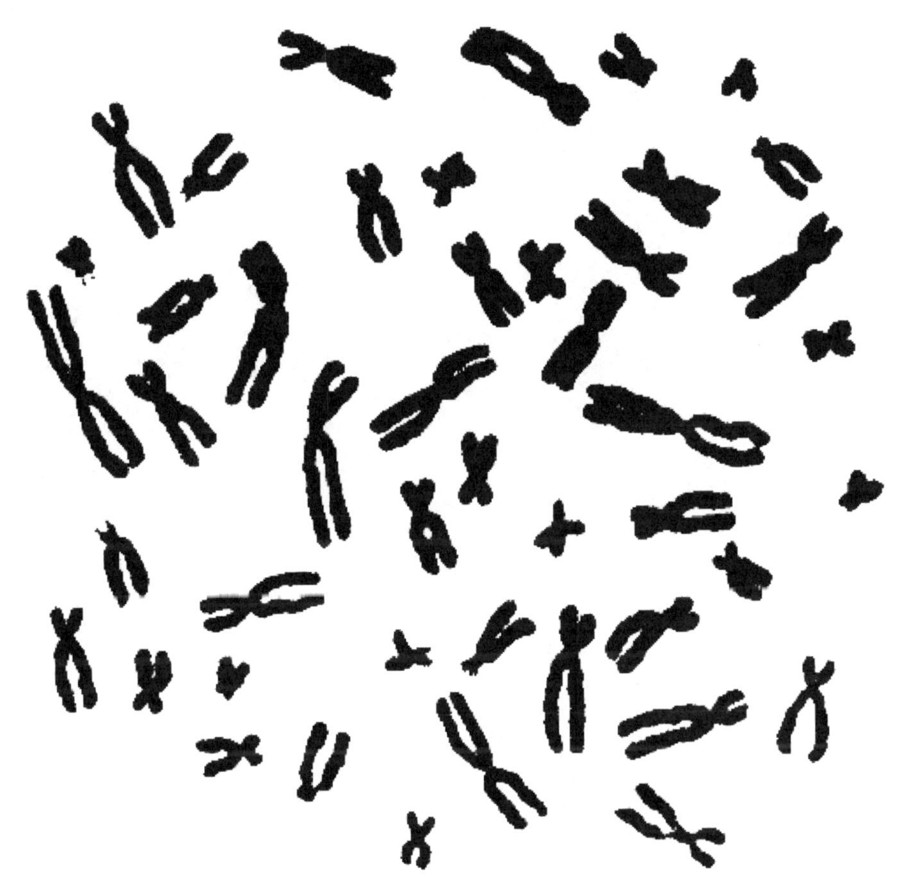

附录 B　核型分析报告

1　2　3　　4　5

A组　　B组

6　7　8　9　10　11　12

C组

13　14　15　　16　17　18

D组　　E组

19　20　　21　22

XX(XY)

F组　　G组

分析结果(核型)：